Springer Wien New York

Heinz Weber

Herzinsuffizienz
Vom Symptom zum Therapie-Erfolg

**Mit Beiträgen von
Christoph Herrmann-Lingen,
Rainer Spinka,
Ferdinand Waldenberger**

SpringerWienNewYork

Prim. Univ.-Prof. Dr. Heinz Weber
1. Medizinische Abteilung, SMZ-Ost/Donauspital, Wien, Österreich

© 2008 Springer-Verlag/Wien
Printed in Austria
SpringerWienNewYork ist ein Unternehmen von
Springer Science + Business Media
springer.at

Umschlagbild: iStockphoto/heart monitor report/Bora Ucak
Satz: Grafik Rödl, 2486 Pottendorf, Österreich
Druck: Holzhausen Druck & Medien GmbH, 1140 Wien, Österreich
Gedruckt auf säurefreiem, chlorfrei gebleichtem Papier – TCF
SPIN: 11954316

Mit 79 Abbildungen

Bibliografische Informationen der Deutschen Bibliothek
Die Deutsche Bibliothek verzeichnet diese Publikation in der Deutschen Nationalbibliografie;
Detaillierte bibliografische Daten sind im Internet über http://dnb.ddb.de abrufbar.

ISBN 978-3-211-72020-2 SpringerWienNewYork

... für Renate, Liza und Heinz

Die Autoren

Prim. Univ.-Prof. Dr. Heinz Weber
Vorstand
1. Medizinische Abteilung
SMZ-Ost, Donauspital
Langobardenstraße 122
1220 Wien
Österreich

Prof. Dr. med. Christoph Herrmann-Lingen
Universitätsmedizin Göttingen
Georg-August-Universität
Abteilung Psychosomatische Medizin und Psychotherapie
von-Siebold-Straße 5
37075 Göttingen
Deutschland

OA Dr. Rainer Spinka
Leitender Oberarzt des Referenzzentrums für Echokardiographie
1. Medizinische Abteilung
SMZ-Ost, Donauspital
Langobardenstraße 122
1220 Wien
Österreich

Univ.-Doz. DDr. Ferdinand R. Waldenberger
Oberarzt
Herz-Gefäßchirurgisches Zentrum
Krankenhaus Hietzing mit Neurologischem Zentrum Rosenhügel
Wolkersbergenstraße 1
1130 Wien
Österreich

Vorwort

Fast alle Menschen wollen immer länger leben und das bei kontinuierlich erhaltener Lebensqualität, frei nach Nestroy „Keiner will alt werden, aber alle wollen lange leben". Erkrankungen, physisches und psychisches Unwohlsein lässt sie Ärztinnen und Ärzte konsultieren, von denen sie die Wiederherstellung des ursprünglichen Lebensgefühls mit Aufhebung der erkrankungsbedingt verkürzten Lebenserwartung fordern. Die ärztliche Kunst ist bekanntlich begrenzt. Trotzdem kann sie so manches erreichen.

Die Herzinsuffizienz, akut oder chronisch, systolisch oder diastolisch ist ein Syndrom, ist Folge verschiedenster Ursachen und geht mit einer starken Beeinträchtigung der Lebensqualität einher. Sie verkürzt auch die Lebenserwartung. Ein kardial Verstorbener, der nicht einem plötzlichen, meist rhythmogenen Herztod erliegt, verstirbt an einer Herzinsuffizienz.

Aber rechtzeitig erkannt und analysiert kann heute ein umfangreiches Armamentarium an therapeutischen Maßnahmen eingesetzt werden, welches beide Faktoren, eingeschränkte Lebensqualität und Verkürzung der Lebenserwartung signifikant verbessern kann.

Leben lernen *mit* Herzinsuffizienz ist angesagt!

Dies ist das Ziel dieses Buches, das praxisorientiert den derzeitigen Stand von der Epidemiologie, über die Prognose, bis hin zu allen möglichen diagnostischen und therapeutischen Maßnahmen und der damit verbundenen Risiken bzw. Erfolge aufzeigen soll. Ein Buch zum nachschlagen, wo das Wesentliche in aller gebotener

Kürze dargelegt wird, basierend auf Richtlinien vor allem der European Society of Cardiology (ESC) und den amerikanischen kardiologischen Gesellschaften (American Heart Association = AHA, American College of Cardiology = ACC).

Richtlinien (Guidelines) werden von Expertengruppen unter Berücksichtigung der aktuellen Literatur erarbeitet. Sie müssen daher alle 2–5 Jahre auf den neuesten Stand gebracht werden. Sie basieren auf „Evidenz". Es empfiehlt sich daher für jede Ärztin und jeden Arzt diese Richtlinien der „evidenz-basierten Medizin" (EBM) zu kennen und zu wissen, wo man sie im Internet finden kann. Die Anwendung von Richtlinien (Guidelines) im klinischen Alltag ist notwendig, da eventuelle Gutachten auf diesen aufbauen. Abweichungen von Richtlinien sind in begründeten Fällen möglich, im Gegensatz zu sog. „Standards", die wie eine „Checkliste" anzuwenden sind und Änderungen praktisch nicht mehr möglich sind.

Neben der aktuellen Literatur und deren Interpretation durch Experten verwenden Richtlinien zwei weitere Kriterien, um festzulegen, wie gut abgesichert eine diagnostische bzw. therapeutische Empfehlung ist [1]: Den Indikations-Klasse und den Grad der Evidenz. Wir werden lernen müssen, mit diesen Parametern umzugehen und sie bei all unseren diagnostischen und therapeutischen Maßnahmen zu berücksichtigen.

Indikations-Klassen:

■ Klasse I Indikation bedeutet, eine diagnostische oder therapeutische Maßnahme ist indiziert und wird allgemein empfohlen.

- Klasse II Indikation: Hier kann eine Empfehlung nicht mit solcher Klarheit ausgesprochen werden. Die Datenlage ist nicht so eindeutig.
  - Klasse IIa: Die überwiegende Mehrheit wendet die diagnostische/therapeutische Methode an. Weitere Studien erscheinen notwendig.
  - Klasse IIb: Studienlage ist nicht eindeutig. Weitere Untersuchung auch Register wären hilfreich. Die diagnostische/therapeutische Methode wird zwar angewandt, aber nicht von der Mehrheit.
- Klasse III Indikation: Keine Evidenz, diese Methode anzuwenden. Das Risiko überwiegt dem Nutzen. Das geht aus den bisherigen wissenschaftlichen Ergebnissen hervor. Weitere Studien sind daher nicht mehr nötig. Grad III entspricht einer Kontraindikation.

Evidenzgrade:

- Grad A: Höchster Grad, basierend auf mehreren kontrollierten, randomisierten Studien mit mehreren (3–5) Risikogruppen.
- Grad B: Es gibt Resultate von nur einer kontrollierten, randomisierten Studie oder mehrere nicht-randomisierte Studien. Es werden nur 2–3 Risiko-Populationen untersucht.
- Grad C: Erfahrungsberichte, sehr eingeschränkte Datenlage, wird manchmal auch als „eminenz-basierte Medizin" bezeichnet.

Naturgemäß können dann hohe Evidenzgrade erzielt werden, wenn eine diagnostische oder therapeutische Methode häufig verwendet wird, wenn ein Phänomen, eine Erkrankung oft auftritt, wenn entsprechende Studien finanziert und durchgeführt wurden. Da Studienfinanzierungen überwiegend durch die Industrie erfolgt, repräsentiert ein hoher Evidenzgrad auch das wirtschaftliche Interesse der Pharma- und Med-Tech-Industrie, was die Wertigkeit der EBM einschränkt.

Für seltene Erkrankungen bleiben nur Erfahrungsberichte als Richtschnur des ärztlichen Handelns.

Bei Kombination der Indikations-Klassen mit den Evidenzgraden lassen sich Rückschlüsse auf einen möglichen Therapie-Effekt ziehen (Tabelle 1).

Ein maximaler Therapie-Erfolg ist bei einer Indikationsklasse I und einem gleichzeitigen Evidenzgrad A zu erwarten. Bei diesem ist die wissenschaftliche Evidenz durch das Vorliegen von mehreren randomisierten, kontrollierten Studien mit konsistenten Ergebnissen dermaßen gegeben, dass diese diagnostische bzw. therapeutische Maßnahme allgemein empfohlen wird. Bei seltenen Krankheitsbildern, bei neuen Verfahren, wo noch keine entsprechenden Studienergebnisse vorliegen, kann eine solche Maßnahme ebenfalls indiziert sein, wenn die Datenlage bzw. schließlich die Erfahrung bzw. Fallberichte einen weit höheren Nutzen denn Risiko versprechen.

Die Indikationsgrade IIa und IIb haben gemeinsam, dass diese Maßnahmen angewandt werden dürfen, im Gegensatz zum Grad III, der einer Kontraindikation entspricht. IIa und IIb unterscheiden sich da-

TABELLE 1

INDIKATION UND EVIDENZ EINER DIAGNOSTISCHEN ODER THERAPEUTISCHEN PROZEDUR

Evidenz-Grad		Klasse I Nutzen >>> Risiko Diagnostik/ Therapie soll gemacht werden	Klasse IIa Nutzen >> Risiko Diagnostik/ Therapie ist vernünftig	Klasse IIb Nutzen => Risiko Diagnostik/Therapie soll überlegt werden	Klasse III Risiko => Nutzen Diagnostik/ Therapie soll nicht gemacht werden
	Grad A Mehrere RCTs vorhanden	■ Empfehlung, Diagn./ Therapie ist anzuwenden ■ Ausreichende Evidenz von mehreren RCTs u./od. Meta-Analysen	■ Überwiegende Empfehlung für Diagn./ Therapie ■ RCTs, Meta-Anal. vorhanden, aber widersprüchlich	■ Diagn./Therapie kann gemacht werden, wird überwiegend jedoch nicht gemacht ■ Größere Widersprüche in Studien	■ Empfehlung, Diagn./ Therapie *nicht* anwenden! KI! ■ Ausreichende Evidenz von mehreren RCTs u./od. Meta-Analysen
	Grad B Max. 1 RCT vorhanden	■ Empfehlung, Diagn./Therapie ist anzuwenden ■ Begrenzte Evidenz von einer RCT od. nicht RCTs	■ Überwiegende Empfehlung für Diagn./ Therapie ■ Eine RCT od. nicht RCTs sind widersprüchlich	■ Diagn./Therapie kann gemacht werden, wird überwiegend jedoch nicht gemacht ■ Größere Widersprüche in einer RCT od. in nicht RCTs	■ Empfehlung, Diagn./Therapie *nicht* anwenden! KI! ■ Beschränkte Evidenz von RCTs u./od. von nicht RCTs
	Grad C Keine Studien vorhanden, Fallberichte etc.	■ Empfehlung, Diagn./Therapie ist anzuwenden ■ Nur Expertenmeinungen, Fallberichte etc.	■ Überwiegende Empfehlung für Diagn./ Therapie ■ Nur Expertenmeinungen, Fallberichte etc.	■ Diagn./Therapie kann gemacht werden, wird überwiegend jedoch nicht gemacht ■ Nur Expertenmeinungen, Fallberichte etc.	■ Empfehlung, Diagn./Therapie *nicht* anwenden! KI! ■ Nur Expertenmeinungen, Fallberichte etc.

Verhältnis des Ausmaßes einer Empfehlung (Indikations-Klasse) für eine diagnostische bzw. therapeutische Maßnahme zum Evidenz-Grad [1]. *RCT* = randomisierte, kontrollierte Studien; *KI* = Kontraindikation

hingehend, dass im ersteren Fall auf Grund der weitgehend konsistenten Studienlage die Mehrheit diese diagnostische/ therapeutische Maßnahme anwendet, bei IIb nur die Minderheit.

Soweit möglich wird bei den diagnostischen und therapeutischen Maßnahmen im weiteren auf den Indikationsgrad und auf die Evidenz Rücksicht genommen. Es lohnt sich der Umgang mir diesen relativ neuen Werkzeugen im medizinischen Alltag.

Inhalt

1. Epidemiologie und Prognose

1.1 Prävalenz und Inzidenz der Herzinsuffizienz

Schätzungen zeigen, dass in Europa rund 2% der Bevölkerung an einer Herzinsuffizienz (HI) erkrankt sind, das sind 2 Millionen Menschen. In den USA leiden rund 5 Millionen Menschen an einer HI, wobei jährlich rund 500.000 Menschen neu hinzukommen.

In Österreich können wir bei 8 Mio. Einwohnern demnach mit ca. 160.000 an einer HI erkrankten Patienten rechnen.

Die Inzidenz der HI nimmt mit dem Alter zu (Framingham Studie, Abb. 1.1), ja sie verdoppelt sich pro Dekade. Die Prävalenz bei über 65-jährigen beträgt bereits 6–10% und steigt auf 50–80% bei den über 85-jährigen (Abb. 1.1).

Da die Lebenserwartung in den meisten Ländern Europas wie auch in Österreich weiter ansteigt, ist mit einer weiteren Zunahme der an einer HI leidenden Patienten zu rechnen. In Wien werden die Bettenbelagstage für Pat. mit der Diagnose HI bis 2020 um 16% zunehmen.

1.2 Gender Aspekt

Die durchschnittliche Lebenserwartung der Frauen ist bekanntlich höher als die der Männer. Die HI ist eine Erkrankung

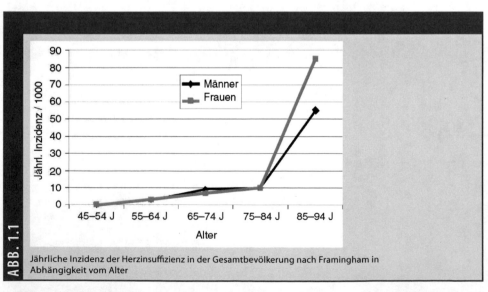

ABB. 1.1 Jährliche Inzidenz der Herzinsuffizienz in der Gesamtbevölkerung nach Framingham in Abhängigkeit vom Alter

1. Epidemiologie und Prognose

des älteren Menschen. Außerdem ist bei 60% eine koronare Herzkrankheit Ursache der HI, die ebenfalls bei älteren Frauen häufiger und mit einer deutlich schlechteren Prognose auftritt.

Dies erklärt, dass Frauen öfter von einer HI betroffen sind und dass mehr Frauen an einer HI versterben:

Frauen machen 51% der an HI Erkrankten, 55% der mit einer HI stationär aufgenommenen Patienten und 62% der an einer HI Verstorbenen aus (USA, AHA, Heart and Stroke Statistical Updates 2000).

In Österreich sind 57% der mit einer HI hospitalisierten Patienten weiblich. Der Anteil der verstorbenen Frauen ist 63% (vs. 57% Männer).

Die geschlechtsspezifische Mortalität beträgt bei Frauen 16,6% verglichen mit der der Männer von 13,7% (durchschnittliche Mortalität 16,5%) (Statistik Austria 2004).

1.3 Herzinsuffizienz-Letalität

Herz-Kreislauf-Erkrankungen sind nach wie vor mit mehr als 40% die häufigste Todesursache in der westlichen Welt, gefolgt von Neoplasmen mit rund 25%.

Nach Abzug der zerebro-vaskulären Todesursachen verbleiben rund 1/3 aller Todesfälle, die sich auf eine überwiegend kardiale Ursache zurückführen lassen. Davon versterben wieder 40–50% an

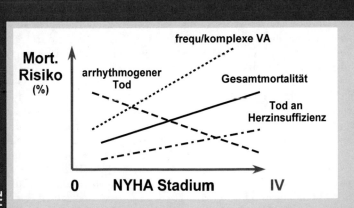

Das Mortalitäts-Risiko bei Patienten mit Herzinsuffizienz in Abhängigkeit vom klinischen NYHA-Stadium. [Modifiziert nach 10; Reprinted from Kjekshus J (1990) Arrhythmias and mortality in congestive heart failure. Am J Cardiol 65: 42I–48I. With permission from Elsevier]

ABB. 1.2

TABELLE 1.1

NYHA Klasse	Definition	1-Jahres-Überleben
NYHA I	ohne Beschwerden bei normaler körperlicher Belastung	95%
NYHA II	Beschwerden bei stärkerer körperlicher Belastung	80–90%
NYHA III	Beschwerden bei leichter körperlicher Belastung, in Ruhe meist beschwerdefrei	55%
NYHA IV	manifeste Ruheinsuffizienz, Beschwerden in Ruhe	5–15%

Klassifikation der Herzerkrankungen nach klinischen Kriterien unter besonderer Berücksichtigung der 1-Jahres-Überlebensrate von Patienten mit einer Herzinsuffizienz. *NYHA* = New York Heart Association

einem plötzlichen Herztod, 60% der Toten mit einer koronaren Herzkrankheit [8]. Die verbleibenden 50–60% erleiden einen Tod an Herzinsuffizienz.

Umgekehrt sterben 50% der Pat. mit einer HI an einem plötzlichen, unerwarteten Herztod [8]. Je schlechter das klinische NYHA-Stadium wird, desto geringer ist das Risiko der HI-Patienten an einem plötzlichen Tod zu versterben (Abb. 1.2) [10]. Es nehmen zwar die komplexen ventrikulären Arrhythmien zu, ebenso wie das Gesamt-Mortalitäts-Risiko (Tabelle 1.1). Die Patienten sterben jedoch nicht mehr so sehr am plötzlichen, rhythmogenen Herztod, sondern an der HI (Abb. 1.2) [10].

Hochgerechnet auf Österreich versterben somit jährlich rund 15.000 Menschen an der HI (Statistik Austria 2004), das sind 20% aller rund 75.000–80.000 Toten (≤ 1 Todesfall/1.000 Einwohner jährlich). Die jährliche Inzidenz der HI-Mortalität an der Gesamtbevölkerung beträgt daher in Österreich 2/1.000.

1.4 Verlauf und Prognose

Grundsätzlich ist die Prognose der HI schlecht. Sie wird durch therapeutische Maßnahmen signifikant verbessert, erreicht jedoch nie die Prognose eines Herzgesunden:

Nach klinischen Kriterien unter Verwendung der NYHA-Stadien (Tabelle 1.1) leben nach einem Jahr nur mehr 5–15% der HI Patienten im klinischen Stadium IV mit Ruhebeschwerden, aber auch nur mehr rund die Hälfte mit Symptomen bei geringer Anstrengung (NYHA III).

Auch die linksventrikuläre Auswurffraktion, also das Verhältnis zwischen endsystolischem und enddiastolischem Volumen, das normalerweise bei ≥50% liegen soll, beeinflusst die Pro-

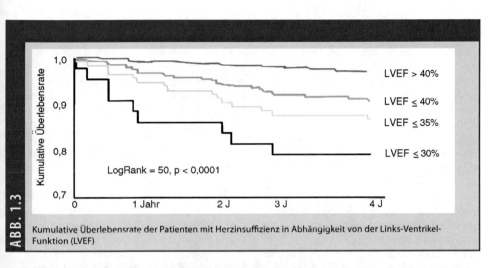

ABB. 1.3

Kumulative Überlebensrate der Patienten mit Herzinsuffizienz in Abhängigkeit von der Links-Ventrikel-Funktion (LVEF)

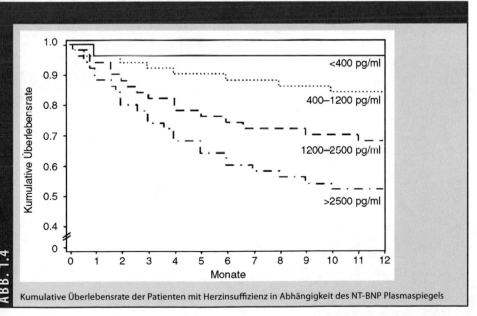

ABB. 1.4

Kumulative Überlebensrate der Patienten mit Herzinsuffizienz in Abhängigkeit des NT-BNP Plasmaspiegels

gnose: Je schlechter die systolische Pumpleistung des linken Ventrikel gemessen im Echo, in der Links-Ventrikulographie, in der Radionuklid-Ventrikulographie (Technetium-Scan) oder in der MR, desto schlechter ist die Prognose der Patienten (Abb. 1.3).

Ein weiterer Parameter zur Abschätzung der Prognose ist die Bestimmung natriuretischer Peptide wie das BNP und das NT-proBNP. Sie dienen primär zur Differenzierung der pulmonalen von einer kardialen Dyspnoe, wobei ein normaler Wert eine kardiale Ursache einer Atemnot bzw. eine Herzinsuffizienz praktisch ausschließt (neg. prädikt. Wert 97%; pos. Prädikt. Wert 70%). Hinsichtlich der Prognose einer HI ist diese umso schlechter, je höher der Plasma-NT-BNP-Spiegel ist (Abb. 1.4).

Vergleicht man die Prognose der HI mit der von malignen Erkrankungen, so ist nur die Mortalität des Bronchus-Karzinoms höher als die HI. Die Prognose diverser anderer maligner, herkömmlicher Erkrankungen, wie Mama-, Magen-, Prostata- und Ovarial-Karzinom ist besser als die der HI [6]!

Ist die Herzinsuffizienz einmal manifest, dann ist die Prognose in Abhängigkeit verschiedener Parameter wie Klinik, Links-Ventrikel-Funktion, BNP etc. ohne Therapie schlechter, als die vieler maligner Erkrankungen. Durch therapeutische Maßnahmen ist daher die Wahrscheinlichkeit groß, diese zu verbessern und eine Verlängerung der Lebenszeit unter Beibehaltung einer entsprechenden Lebensqualität zu erreichen.

2. Definition, Ursachen und pathophysiologische Mechanismen

Herzinsuffizienz (HI) bezeichnet ein komplexes, klinisches Syndrom, welches aus einer strukturellen (Myopathie) oder funktionellen Störung des Herzens heraus entstehen kann. Die Herzkammern können entweder nicht in ausreichendem Maße Blut auswerfen (systolische Dysfunktion) oder sich nicht entsprechend mit Blut füllen (diastolische Dysfunktion) [7].

Leitsymptome sind Atemnot, rasche Erschöpfbarkeit („fatigue") und Zeichen der hydropischen Dekompensation (Ödeme etc.) [7].

Nach den Europäischen Richtlinien ist die Herzinsuffizienz dann gegeben, wenn zumindest die beiden ersten von drei Kriterien erfüllt sind [2]:

- I. Symptome der Herzinsuffizienz vorhanden (in Ruhe oder bei Belastung)
- II. Objektive Evidenz (bevorzugtermaßen mittels Echokardiographie) einer kardialen Dysfunktion (systolisch und/oder diastolisch) (in Ruhe) und (in Fällen, wo noch diagnostische Zweifel bestehen)
- III. Ansprechen auf eine HI-Therapie.

Nach den Richtlinien der ACC/AHA werden zunächst zwei Patientengruppen unterschieden: Da es sich um eine der Prävention zugängliche Erkrankung handelt wird zwischen sogenannten Risikopatienten und manifest an HI erkrankten Patienten differenziert [7].

Risiko-Patienten für eine HI zeigen im

- Stadium A
  - keine Hinweise auf eine manifeste oder latente HI.

- Sie weisen potentiell zur HI führende Risikofaktoren auf,
  - wie Hypertonie, Atherosklerose (Carotis-Plaques etc.), Diabetes mellitus oder ein metabolisches Syndrom,
- ohne jedoch einer manifesten Erkrankung oder Symptome der HI.
- In diesem Stadium können Präventiv-Maßnahmen den Erkrankungsbeginn zumindest hinauszögern.
- Im Stadium B zeigen Risikopatienten
  - bereits strukturelle Veränderungen,
  - weisen jedoch noch keine Symptome einer HI auf,
    - z.B. Pat. nach einem Herzinfarkt mit Remodelling des li Ventrikels oder asymptomatische Klappenerkrankungen.

Patienten mit manifester oder latenter Herzinsuffizienz weisen

- im Stadium C
  - zwar bereits strukturelle Veränderungen auf und
  - hatten Symptome bzw.
  - haben derzeit Symptome der HI

- im Stadium D,
  - dem Endstadium einer HI,
  - ist diese therapie-refraktär.
  - Die Pat. benötigen spezielle Interventionen
    - Medikamentös, CRT, HTX etc.

Diese Einteilung der HI-Stadien berücksichtigt einerseits die Möglichkeiten der Prävention mit entsprechender Erfassung von Hoch-Risiko-Gruppen und versucht damit, den Beginn der manifesten HI hin-

2. Definition, Ursachen und pathophysiologische Mechanismen

auszuzögern. Andererseits ist der Verlauf praktisch nur unidirektional in Richtung Verschlechterung möglich. Diese Stadien-Einteilung ist komplementär zur weiter-verbreiteten und im Alltag gebräuch-licheren klinischen NYHA-Klassifikation (s.o.), bei der ein bidirektionaler Wechsel zwischen den Stadien in Abhängigkeit des Therapie-Erfolges möglich ist [7].

Hauptursachen der Herzinsuffizienz sind bei 54–75% der Patienten die Folgen einer koronaren Herzkrankheit. Bei 35–52% geht diese mit einer Hypertonie ein-her. Bei weiteren 9–20% besteht als Ursa-che eine isolierte Hypertonie, bei 18–28% eine idiopathische Kardiomyopathie [11]. Seltenere Ursachen sind äthylische Kar-diomyopathien, entzündliche Herzmus-kel-Erkrankungen und Vitien. Bei 13% lässt sich keine Ätiologie erheben [11, 12].

Herzinsuffizienz sollte niemals die ein-zige, alleinige Diagnose sein! [2]

Da die Herzinsuffizienz ein komplexes, klinisches Syndrom ist (s.o.), müssen die Leitsymptome, vor allem die Dyspnoe objektiviert werden, sodass eine kardiale Ursache der Symptome überaus wahr-scheinlich ist. Neben der klinischen Un-tersuchung sind es Methoden zur Messung der links-ventrikulären Auswurf-Fraktion (Echo, Angiographie, Tc, MR). Dabei un-terscheidet man zwischen einer systo-lischen und einer diastolischen Dysfunk-tion.

Beide können isoliert oder auch in Kombination auftreten [8]:

Bei 45% eines Kollektivs mit HI zeigte sich eine systolische Dysfunktion mit einer LVEF von <50%, bei den übrigen 55% war die LVEF erhalten („preserved") und somit zumindest 50% oder höher. Eine isolierte systolische Dysfunktion weisen nur 5% der Patienten auf. Die überwiegende Mehrheit dieser Pat. zeigte somit auch eine mehr oder weniger stark ausgeprägte diastolische Dysfunktion (95%), darunter 79% eine mittelgradige bis schwere Form der diastol. Dysfunktion (s. auch Echo). Kommt es somit bei rund der Hälfte der HI-Patienten zu einer iso-lierten diastolischen Funktionsstörung, so tritt die systolische Dysfunktion überwie-gend kombiniert mit einer diastolischen Dysfunktion auf.

2.1 Systolische linksventrikuläre Dysfunktion

Von einer systolischen Dysfunktion wird dann gesprochen, wenn die (echokardio-graphisch) gemessene LVEF < 40% ist oder nicht ≥55% überschreitet [8]. Das Herz-Minuten-Volumen ist erniedrigt. Klinisch kommt es zum sogenannten Vorwärts-Versagen mit Abnahme des Blutdrucks, peripherer Vasokonstriktion (Abb. 2.1) [13]. Es werden Baroreflexe aktiviert, die zu einer Stimulation des Sympathikus führen (alpha- und beta-Rezeptoren) mit weiterer Aktivierung des Renin-Aldoste-ron-Angiotensin-Systems mit Natrium und Wasser-Retention, Ödembildung und weiterer Verschlechterung der systo-lischen Dysfunktion. Dies führt wieder zu einer Zunahme der venösen Vorlast, die ja bereits durch den Rückstau des Volumens durch die systolische Dysfunktion erhöht

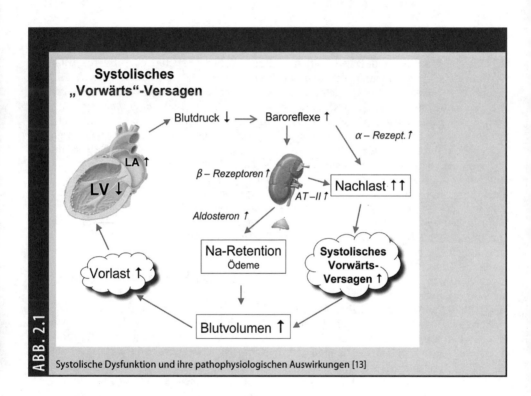

ABB. 2.1

Systolische Dysfunktion und ihre pathophysiologischen Auswirkungen [13]

ist und somit im weitern zu einer diastolischen Dysfunktion führt (Abb. 2.1) [13]. Die systolische linksventrikuläre Dysfunktion, also das Vorwärtsversagen, geht praktisch immer mit einem Rückwärtsversagen einher und führt somit im weiteren zu einer diastolischen Dysfunktion.

Therapiestudien der HI behandeln bis dato praktisch ausschließlich die systolische links-ventrikuläre Dysfunktion, sodass es nur bei der Therapie der systolischen Dysfunktion evidenz-basierte Ergebnisse

gibt. Im weiteren berücksichtigen daher die angeführten therapeutischen Maßnahmen fast ausschließlich diese systolische linksventrikuläre Dysfunktion [14].

2.2 Diastolische linksventrikuläre Dysfunktion

Bei der diastolischen Dysfunktion ist die echokardiographisch gemessene linksventrikuläre Auswurffraktion normal,

2. Definition, Ursachen und pathophysiologische Mechanismen

also 50% und größer, obwohl klinische Zeichen einer Herzinsuffizienz vorliegen. Echokardiographische Kriterien wie die Doppler-Messungen der Flussgeschwindigkeiten durch die Mitral- und Pulmonal-Klappe erlauben es, eine diastolische Dysfunktion semiquantitativ zu erfassen [2, 5, 8, 11] (s. Echo).

Die diastolische, linksventrikuläre Dysfunktion entspricht dem sogenannten Rückwärtsversagen. Es kommt zur Lungen-Stauung (Abb. 2.2) [13] mit der Nei-

gung zum Lungenödem und dem Leitsymptom der kardialen Atemnot. Vom linken Vorhof wird verstärkt ANP (atriale natriuretisches Peptid) freigesetzt (Abb. 2.2) [12]. Im weiteren führt diese diastolische Dysfunktion zu Zeichen der Rechts-Herzbelastung und des Rechts-Herzversagens mit peripheren Ödemen, Hepatomegalie etc.

Für die diastolische Dysfunktion gibt es derzeit praktisch keine epidemiologischen Studien. Auch über die Prognose bzw. über eine spezifische Therapie ist die

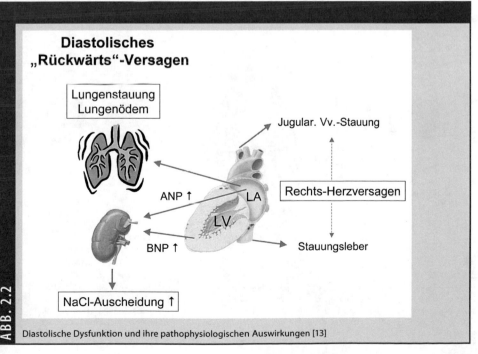

Diastolisches „Rückwärts"-Versagen

Lungenstauung Lungenödem

Jugular. Vv.-Stauung

ANP ↑   LA

Rechts-Herzversagen

LV

BNP ↑   Stauungsleber

NaCl-Ausscheidung ↑

ABB. 2.2

Diastolische Dysfunktion und ihre pathophysiologischen Auswirkungen [13]

Datenlage äußerst dünn, sodass für eventuelle Therapiestrategien praktisch keine Evidenz erzielt werden kann [14].

2.3 Bedeutung der Hypertonie und Links-Hypertrophie für die Herzinsuffizienz

Die linksventrikuläre Hypertrophie ist eine derzeit unterschätzte Diagnose vor allem für die Entwicklung der Herzinsuffizienz.

Beeinflussbare und angeborene Risikofaktoren fördern die Entwicklung verschiedener Erkrankungen wie Atherosklerose, Hypertonie und Diabetes mellitus.

Hochdruck selbst kann einerseits direkt zur Atherosklerose mit Beteiligung der Herzkranzgefäße führen und in weiterer Folge einen Herzinfarkt mit anschließendem Remodelling und einer Verminde-

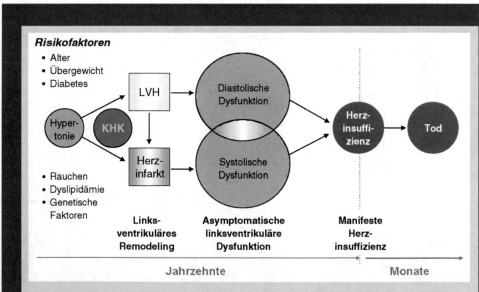

ABB. 2.3 Bedeutung der Hypertonie und der sich daraus entwickelnden Linkshypertrophie für die Entwicklung der systolischen und diastolischen Herzinsuffizienz. *KHK* = koronare Herzkrankheit [9; Vasan RS, Levy D (1996) The role of hypertension in the pathogenesis of heart failure. A clinical mechanistic overview. Framingham Heart Study, Mass, USA. Arch Intern Med 156: 1789–1796. Copyright © (1996) American Medical Association. All Rights reserved]

12

2. Definition, Ursachen und pathophysiologische Mechanismen

rung der systolischen links-ventrikulären Funktion verursachen (Abb. 2.3) [9].

Andererseits ist die Hypertonie-bedingte, muskuläre Hypertrophie des linken Ventrikels selbst Ursache einer diastolischen links-ventrikulären Dysfunktion mit der Folge der Herzinsuffizienz.

Beiden Formen der links-ventrikulären Dysfunktion ist gemeinsam, dass sie nicht nur zur klinischen Symptomatik der manifesten HI führen, sondern auch über den Verlauf der verschiedenen Stadien zum Tod (Abb. 2.3) [9, 11]. Eine wesentliche Differenz besteht hinsichtlich der Datenlage, die bei der systolischen Dysfunktion sowohl was die Prävalenz und Inzidenz betrifft, als auch Prognose und Therapiestrategien, ungleich besser ist, als bei der diastolischen Dysfunktion.

3. Klinik der Herzinsuffizienz

3.1 Typische Symptome

Nach den Europäischen Richtlinien ist eine Herzinsuffizienz dann vorhanden, wenn zumindest die beiden ersten von drei Kriterien erfüllt sind [2] (s. auch Kapitel 2):

- ■ I. Symptome (in Ruhe oder bei Belastung),
- ■ II. Objektive Evidenz einer kardialen Dysfunktion und
- ■ III. Ansprechen auf eine HI-Therapie.

Das Leitsymptom der Herzinsuffizienz ist die subjektiv empfundene Atemnot.

Dyspnoe

Atemnot per se ist jedoch nicht nur ein Leitsymptom der Herzinsuffizienz, sondern auch von pulmonalen Erkrankungen und kann auch funktionell z.B. im Rahmen einer Anämie verschiedenster Ursache auftreten (Abb. 3.1).

Es wundert daher nicht, dass die Spezifität mit 52%, die Sensitivität mit 66% und der positive prädiktive Wert mit nur 23% angegeben wird, dass sich die Atemnot des Patienten auf eine HI zurückführen lässt [4].

In der praktischen Differentialdiagnose bewährt sich bei der Anamnese-Erhebung die an den Patienten gerichtete Frage, ob er die Luft eher nicht „herein bekommt" oder nicht „hinaus", also die Frage nach einer inspiratorischen, d.h. kardialen Dyspnoe gegenübergestellt der exspiratorischen, pulmonalen Dyspnoe, wo der Patient gegen einen Widerstand der obstruierten Bronchien (COPD) ausatmet.

Hinsichtlich des Schweregrades kann man die Dyspnoe nach den NYHA-Kriterien einteilen, wobei die Belastungs-Dyspnoe bei Verschlechterung über eine Sprechdyspnoe zur Ruhedyspnoe übergeht, bzw. als Vorstadium eines manifesten Lungenödems in den Nachtstunden als sog. Orthopnoe auftreten kann.

Welche pathophysiologischen Mechanismen können zum Leitsymptom der HI der Dyspnoe also führen [15]?

(Ausgeklammert werden hier zunächst die pulmonalen und funktionellen Ursachen der Dyspnoe, aber auch die Dyspnoe als Ischämie-Äquivalent des älteren Menschen bzw. der Frauen [Abb. 3.1]).

- ■ Am offensichtlichsten ist die kardiale Dekompensation durch eine herabgesetzte Links-Ventrikel-Funktion z.B. im Rahmen einer primären Kardiomyopathie (postentzündlich, unklarer Genese, äthylisch etc.) [16].
- ■ Vitien führen ebenfalls in ihrem Verlauf zur HI:

  ■ Sind Belastungs-Schwindel und Belastungs-Synkope die Leitsymptome der (sklerotischen) Aortenstenose, so ist die sekundäre Schädigung der Pumpfunktion mit HI und Dyspnoe neben typischer Angina pectoris Beschwerden (mit aber auch ohne koronarer Herzkrankheit) ein überaus häufig anzutreffendes Symptom. Eine mit Dyspnoe der HI zeichnende Aortenstenose weist eine schlechte Prognose mit einer hohen Mortalität auf, sodass ein rascher Aortenklappenersatz überlegt werden muss,

3. Klinik der Herzinsuffizienz

URSACHEN DER DYSPNOE

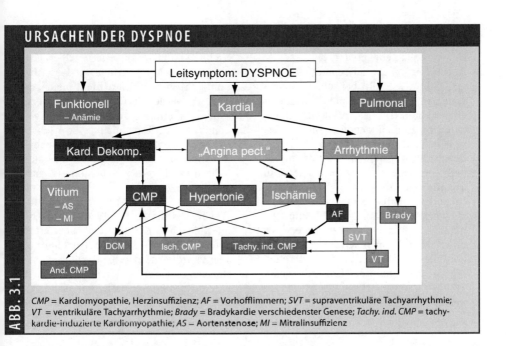

CMP = Kardiomyopathie, Herzinsuffizienz; AF = Vorhofflimmern; SVT = supraventrikuläre Tachyarrhythmie; VT = ventrikuläre Tachyarrhythmie; Brady = Bradykardie verschiedenster Genese; Tachy. ind. CMP = tachykardie-induzierte Kardiomyopathie; AS = Aortenstenose; MI = Mitralinsuffizienz

wenn bei diesen Patienten eine kardiale Dyspnoe auftritt.

■ Eine Mitralinsuffizienz kann durch Dehnung des Mitralklappen-Ringes im Rahmen einer chronischen, länger bestehenden herabgesetzten Links-Ventrikel-Funktion verschiedenster Genese die HI verstärken, kann aber auch primär (heute selten) als rheumatisches Vitium oder im Anschluss an einen Herzinfarkt (heute häufiger) als Folge eines „restriktiven" Mitral-Klappen-Segels zur HI mit Dyspnoe als Leitsymptom führen (Abb. 3.1).

■ Dass eine Hypertonie über den Weg der koronaren Herzkrankheit zur ischämischen Kardiomyopathie mit HI führen kann, wurde bereits erwähnt (Abb. 3.1). Voraussetzung ist, dass die Koronarmorphologie mit dem Ausmaß der Wandbewegungsstörungen und somit mit der herabgesetzten Links-Ventrikel-Funktion (LVF) übereinstimmt. Ist dies nicht der Fall, besteht also z. B. nur eine geringe koronare Herzkrankheit (KHK) bei global herabgesetzter LVF, dann wird die Diagnose „KHK und Kardiomyopathie (CMP)" lauten müssen. Es bestehen demnach eine Erkrankung der Herzkranzgefäße und des Herzmuskels nebeneinander!

■ Auch eine akut auftretende Global-Ischämie wie z. B. bei einer Hauptstammstenose links (Abb. 3.2) kann zu einer akuten HI mit kardialer Dyspnoe, ja bis hin zum Lungenödem führen. Besonders verdächtig auf ein ischämie-induziertes Lungenödem ist eine außerhalb desselben völlig normale und unauffällige LVF (Abb. 3.2).

■ In seltenen Fällen kann auch bei entsprechender Koronar-Morphologie eine akute Papillarmuskel-Ischämie mit einer Mitralinsuffizienz und akuter kardialer Dekompensation auftreten, die sich außerhalb der Ischämie weder klinisch noch echokardiographisch nachweisen lässt.

■ Bradykarde Arrhythmien, z. B. AV-Blöcke, führen über das erhöhte enddiastolische Volumen zu einer „Überdehnung" der Myofibrillen, sodass die Kontraktilität nicht nur nicht mehr gesteigert werden kann (nach LaPlace), sondern abnimmt und über einen erhöhten O_2-Verbrauch zur systolischen HI führt (Abb. 3.1). Die Schrittmacher-Implantation kann in einem Teil der Fälle diese HI wieder rückgängig machen.

■ Umgekehrt können auch über Tage und Wochen anhaltende Tachy-Arrhythmien durch Entleerung der energiereichen Phosphat-Träger eine sogenannte Tachykardie-induzierte Kardiomyopathie hervorrufen, welche ebenfalls bei einem Großteil der Patienten völlig reversibel ist (Abb. 3.1). In Frage kommen

ISCHÄMIE-INDUZIERTES LUNGENÖDEM

ABB. 3.2

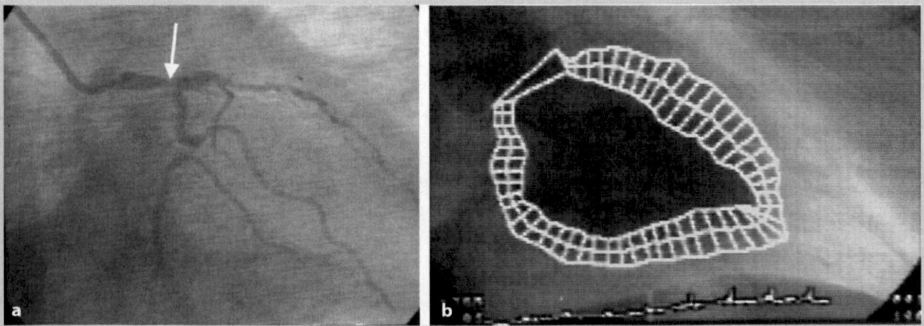

(a) Das Koronar-Angiogramm zeigt eine >90% Stenose des linken Hauptstammes, bei einer LVEF > 55% (b), klinisch: rezidivierendes Lungenödem, keine AP bei einem 76-jährigen Mann. Nach Bypass-Operation völlig beschwerdefrei

hier vor allem atriale Tachykardien (Abb. 3.3). Verdächtig auf eine Tachykardie-induzierte Kardiomyopathie sind Patienten, die im Langzeit-EKG permanent eine HF von >100/Minute aufweisen und Zeichen der eingeschränkten LVF mit HI-Symptomen zeigen. Die Schwierigkeit besteht darin zu unterscheiden, ob die Tachykardie Ursache oder Folge der herabgesetzten LVF und somit der HI ist (Henne-Ei-Problematik!).

Zusammenfassend ist das Leitsymptom der III die Dyspnoe, deren Differenzierung nicht immer einfach ist. Auch die kardiale Dyspnoe kann sich auf die verschiedensten Mechanismen zurückführen lassen, sodass alle möglichen Komponen-

ten in Betracht gezogen werden müssen, von der Koronarmorphologie bis zum Rhythmus!

Mit der Dyspnoe als Symptom der kardialen Dekompensation verbunden ist das *Hüsteln* des kardial Dekompensierten z.B. im Wartezimmer. Neu auftretendes Hüsteln während der Herzkatheter-Untersuchung ist immer verdächtig auf ein beginnendes Lungenödem!

3.2 Klinisch-Physikalische Krankenuntersuchung bei Herzinsuffizienz

Der Einsatz unserer 5 Sinne ist nach der Anamnese-Erhebung Grundlage jeder

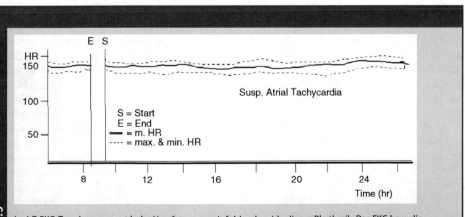

ABB. 3.3

Im LZ-EKG-Trend permanent hohe Herzfrequenz mit fehlender zirkadianer Rhythmik. Das EKG bzw. die Elektrophysiolog. Untersuchung verifizierte die „incessant" Atriale Tachykardie. Nach elektrischer Unterbrechung der Tachykardie erholte sich die auf <30% herabgesetzte LVF wieder, die Zeichen der HI bildeten sich völlig zurück

weiteren Untersuchung noch vor Anwendung der übrigen technik-basierten, artifiziellen diagnostischen Hilfsmittel wie Laboruntersuchungen, Röntgen, EKG, Echo etc. Aus den Ergebnissen der Inspektion, der Palpation, der Perkussion und der Auskultation lassen sich die sinnvoll einzusetzenden Hilfsuntersuchungen ableiten. Die physikalische Krankenuntersuchung ist Basis der kosten-effizienten Anwendung medizinisch-technischer Einrichtungen.

Andererseits erfasst die klinisch-physikalische Krankenuntersuchung praktisch nur die systolische Dysfunktion. Die diastolische Dysfunktion kann nicht mit den Symptomen oder den herkömmlichen Untersuchungsmethoden erfasst werden [4]. Sie ist Domäne der Echokardiographie (s. dort).

3.2.1 Inspektion

Dyspnoe (s. 3.1): Das (unspezifische) Leitsymptom der HI, die Atemnot, bewirkt ein subjektives Unbehagen, löst Angst aus. Beides kann „gesehen" werden, nach kurzem Sprechen, nach geringer Anstrengung.

Lagerung: Ein Patient mit einer Links-Herz-Insuffizienz wird sich charakteristischerweise immer mit höher gelagertem Oberkörper, ja aufrecht sitzend im Bett oder im Lehnstuhl aufhalten, was zu einer Verminderung seiner subjektiven Dyspnoe durch Verringerung der hämodynamischen Vorlast beiträgt. Die Frage nach der Zahl der Polster beim Schlafen ist oft überaus hilfreich bei der Differenzierung

einer Links- von einer Rechts-HI. Beim Betreten eines Krankenzimmers kann bei einem im Bett flach liegenden Patienten eine manifeste Links-HI bereits visuell ausgeschlossen werden. Ein flach im Bett liegender Herzkranker ist entweder rechtsinsuffizient (Beinödeme, Jugularis-Venen-Stauung, Hepatomegalie ...) oder bereits gut rekompensiert bei einer Links-HI.

Inspektion der Jugularis-Venen: Die unmittelbare Verbindung zur V. cava superior erlaubt Rückschlüsse auf den Druck im rechten Vorhof, bei Trikuspidal-Insuffizienz auch auf den rechten Ventrikel.

- Stauung der Jugularisvenen: Beim Rückwärtsversagen, wie dies bei einer systolischen HI auftritt, steigt der Druck nicht nur im rechten Ventrikel, sondern auch im rechten Vorhof an, was über die V. cava sup. zu einer Stauung der Vv. jugular. führt. Die Abschätzung ob der Druck im kleinen Kreislauf erhöht ist oder nicht, erfolgt zunächst in der Praxis rein visuell bei einem halbsitzenden Patienten (Winkel ca. 45°) – die Halsvenen sind gestaut. Bei der in den USA gerne gelehrten und auch angewandten Lewis-Methode ist der Abstand vom Manubrium sterni zur Höhe der gestauten Jugularisvene in dieser Position normalerweise nicht mehr als 3 cm, was einem rechts-atrialen Druck von ca. 8 cm H_2O entspricht (3 cm + 5 cm, d.i. der Abstand des RA vom Manubrium). Ist der Abstand größer, dann ist der zentral-venöse Druck erhöht [17].
- Positiver Jugularis-Puls: Das Pulsieren der Vv. jugularis, das vom Karotis-Pul-

sieren unterschieden werden muss, ist charakteristisch für eine Trikuspidal-Insuffizienz, wie dies auch beim Syndrom der HI immer wieder vorkommen kann.

Die Inspektion der Halsvenen weisen bei Pat. mit einer HI eine Sensitivität von 10%, eine Spezifität von 97% und einen positiven prädikativen Wert von nur 2% auf [4]. Sie sind daher in der Praxis wohl einfach zu erfassen, klinisch jedoch wenig relevant.

Beinödeme sind typisch für eine Links- und Rechts-HI. Ähnlich wie die Halsvenenstauung zeigen sie eine Sensitivität von nur 10%, eine Spezifität von zwar 93% und ergeben einen positiven prädiktiven Wert von nur 3% [4]. Zu Differenzieren sind Beinödeme von Lymphödemen, bei denen sich auf Fingerdruck keine Delle erzielen lässt.

Auch venöse Stauungsödeme, sei es durch Varikositäten, sei es durch eklatanten Bewegungsmangel, wie er häufig bei HI-Patienten vorkommt, müssen als zusätzliche oder auch differentialdiagnostisch als alleinige Ursache von Beinödemen überlegt werden.

Bei bettlägerigen Patienten rinnen diese Beinödeme ab. Sie werden teilweise durch Anasarka ersetzt. Das Ödemwasser sammelt sich am tiefstgelegenen Punkt des Körpers.

Durch diuretische Maßnahmen lassen sich Beinödeme zum Verschwinden bringen, vor allem bei der Links-HI, wohingegen sich diese bei der Rechts-HI als überaus hartnäckig und therapierefraktär erweisen und erst dann weniger werden, wenn auch der Blutdruck mangels intravasalem Flüssigkeits-Volumen zu sinken beginnt, also ein hypovolämisches Vorwärtsversagen droht.

Periphere Zyanose: Diese entsteht bei einer HI dann, wenn das Herz-Minuten-Volumen stark vermindert ist und es zu einer Fließverlangsamung des Blutes in den Gefäßen kommt, sodass die O_2-Ausschöpfung zu einer Erhöhung des reduzierten Hämoglobins mit der bekannten Blaufärbung der kalten, zentralisierten peripheren Körperanteile führt, der peripheren Zyanose.

Ein kardialer Ascites tritt als Folge einer chronischen Leber-Stauung bei einer Rechts-HI bzw. auch ohne Trikuspidal-Insuffizienz auf, die zu einem zirrhotischen Umbau der Leber geführt hat, der sog. Cirrhose cardiaque. Diese kann auch von einem Foetor hepaticus begleitet sein (Riechen!).

Insgesamt muss das Sehen ebenso geübt werden, wie das Riechen, Tasten und Hören. Die Inspektion ist für die Tätigkeit am Krankenbett überaus hilfreich, wenngleich objektivierbar die damit erfassbaren Parameter kaum einen prädiktiven Wert haben.

3.2.2 Palpation und Perkussion

Diese lassen sich nicht unbedingt komplett vom Sehen trennen:

Die Halsvenen-Stauung, der positive Jugularispuls, die Beinödeme, der Aszites lassen sich nicht nur sehen, sondern auch tasten.

Hinzu kommen noch die Beurteilung des Herzspitzenstoßes bei den verschiedenen zu einer HI führenden Vitien bzw. das Sehen und Palpieren eines paradox pulsierenden Zentrums als folge eines (infarktbedingten) Vorderwand-Aneurysmas (Abb. 3.4).

Bei der *Palpation des Herzspitzenstoßes* findet sich dieser normalerweise im 5. Interkostalraum (ICR) links innerhalb der Medioclavicular-Linie (MCL) (Abb. 3.4). Er kann palpabel sein oder nicht, vor allem bei einer Mitralstenose und wenn er hinter einer Rippe zu liegen kommt. Ist er palpabel, dann kann er nach links lateral verlagert sein, also in Richtung Axillarlinie. Ursache dafür ist häufig einer Vergrößerung des Herzens, wobei bei der Palpation

keine Aussage getroffen werden kann, ob es sich dabei um den linken oder rechten Ventrikel oder um eine andere Struktur (Perikarderguss etc.) handelt.

Positiver Lebervenen-Puls: Eine Trikuspidal-Insuffizienz, z.B. im Rahmen einer Rechts-HI führt nicht nur zum Pulsieren der Jugularis, sondern wird auch in die gestaute Leber fortgeleitet: Es ist beim Auflegen der Hand auf die Leber ein pulsieren als Ausdruck der Trikuspidal-Insuffizienz zu spüren, welches durch intermittierendes Atemanhalten des Patienten erleichtert wird (positiver Leberpuls).

Ein positiver *Traubescher Handgriff*, das Auflegen des Handballens auf das untere Sternum, der pulssynchron weggedrückt wird, gilt als Ausdruck eines vergrößerten und volumsbelasteten rechten Ventrikels, wie er bei der HI aber auch bei

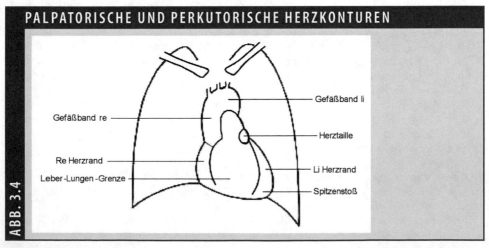

PALPATORISCHE UND PERKUTORISCHE HERZKONTUREN

Gefäßband re

Re Herzrand

Leber-Lungen-Grenze

Gefäßband li

Herztaille

Li Herzrand

Spitzenstoß

ABB. 3.4

22

3. Klinik der Herzinsuffizienz

verschiedenen das rechte Herz belastenden Vitien vorkommt.

Die *Perkussion* wurde fast völlig vom Thorax-Röntgen bzw. von der Echokardiographie abgelöst. Nur dort, wo diese Methoden nicht bettseitig oder rasch zur Verfügung sind, hat sie sich als grundlegende und einfache diagnostische Methode, in der man jedoch geübt und erfahren sein sollte, erhalten. Die Perkussion ist halt an jedem Krankenbett und an fast jedem Ort ohne weitere Hilfsmittel anwendbar. Unsere Finger sind ja stets mit uns! Sie erlaubt uns relativ genau die Herzgrenzen festzustellen und bei entsprechenden Kenntnissen Rückschlüsse auf die sich dahinter verbergenden Strukturen. Übrigens sollte immer der „Plessimeter-"Finger, also der dem Körper aufliegenden Finger parallel zur perkutierenden Struktur gehalten werden (Abb. 3.4)!

■ Lungen-Lebergrenze: Diese ist am Oberrand der 5. Rippe zu erwarten und dient der Abschätzung eines eventuellen Zwerchfell-Hochstands (Abb. 3.4).
■ Rechtes Gefäßband im 2. ICR rechts, der normalerweise parasternal zu liegen kommt. Ist er verbreitert, so können sich dahinter die Aorta ascendens, aber auch die A. pulmonalis als randbildende, kardiale Strukturen verbergen (Abb. 3.4).
■ Gefäßband rechts im 3. und 4. ICR rechts parasternal: Bei einer Verbreiterung befindet sich niemals der rechte Ventrikel dahinter, denn dieser liegt auf dem Zwerchfell und verlagert bei einer Vergrößerung den linken (!) Herz-

rand nach lateral. (Außerdem: Traubescher Handgriff positiv.) Eine Verbreiterung des rechten Gefäßbandes weist entweder auf einen vergrößerten rechten oder linken Vorhof hin. Rechts erscheint plausibel. Aber wieso der linke Vorhof? Dieser breitet sich bei einer Vergrößerung, z.B. bei einem Mitralvitium, wie dies auch häufig bei der HI vorkommt, nach dorsal aus und verlagert daher den Ösophagus in Richtung Wirbelsäule. Er „dellt" den Ösophagus im seitlichen Thoraxröntgen beim Schlucken von Kontrastmittel ein. Eine Vergrößerung des linken Vorhofs führt perkutorisch zu einer Verstreichung der Herztaille links (s.u.). Schließlich rotiert der li VH bei weiterer Zunahme der Vergrößerung nach rechts und wird somit re Randbildend. Im Thorax-Röntgen entspricht dies einer Doppelkontur des rechten Herzrandes. Somit wird eine Verbreiterung des rechten Herzrandes üblicherweise entweder durch eine Vergrößerung des re oder des li Vorhofs verursacht (Abb. 3.4).
■ Gefäßband links, ähnlich dem Gefäßband rechts (2. ICR li): Dahinter sich verbergende Strukturen sind der Aortenbogen oder/und die A. pulmonalis (Abb. 3.4).
■ Herztaille (3. ICR li): Diese kann erhalten („aortale" Konfiguration) oder verstrichen sein („mitrale" Konfiguration). Letzteres entsteht normalerweise durch einen vergrößerten linken Vorhof.
■ Linker Herzrand: Er zieht sich im 4. und 5. ICR links Richtung Herzspitze, also zur MCL. Hinter einer Verlagerung

nach links in Richtung Axillarlinie kann sich sowohl eine Vergrößerung des linken Ventrikels (häufiger), aber auch des rechten Ventrikels verbergen, wobei letzterer dann den linken Ventrikel nach links lateral wegdrückt und anhebt.

Die Perkussion des Herzens ist zur groben Orientierung am Krankenbett eine nach wie vor nicht zu unterschätzende, einfache, praktische und vor allem auch billige Methode, deren kurzer Zeitaufwand sich beim geschulten Kliniker immer bezahlt macht.

ABB. 3.5

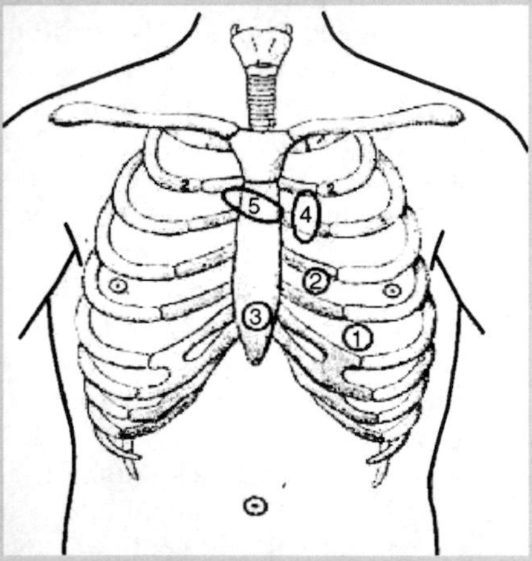

Auskultationspunkte des Herzens (nach N. Jagic) **1** Herzspitze, 5. ICR li MCL; **2** ERBscher Punkt, 3. ICR li parasternal; **3** Trikuspidal-Klappe, 5. ICR über dem Sternum; **4** Pulmonal-Klappe, 2. ICR li parasternal; **5** Aorten-Klappe, 2. ICR re parasternal

3.2.3 Auskultation des Herzens bei Herzinsuffizienz

Nachdem bereits im Altertum Hippokrates den Wert der Auskultation erkannt hatte und anwandte, führte 1816 Laennec die heute noch übliche Auskultation mit dem Stethoskop ein. Sie wurde heute durch verschiedene Methoden vor allem der bildgebenden Verfahren weitgehend ersetzt, ist aber dennoch weiterhin – ähnlich der Perkussion – ein für den Kliniker am Krankenbett unersetzliches, einfaches, diagnostisches Werkzeug.

Bekanntlich werden über den typischen 5 Auskultationspunkten, die in der von Jagic angegebenen Reihenfolge auskultiert werden sollen (Abb. 3.5), die Herztöne, eventuelle Extratöne und event. Herzgeräusche beurteilt. Aus der Synopsis von Anamnese, Perkussion und Auskultation lassen sich bereits Rückschlüsse auf eine mögliche zugrunde liegende Herzerkrankung (Kardiomyopathie, Vitium etc.) und deren hämodynamische Relevanz ziehen, sodass die übrigen Hilfsmethoden anschließend mit gezielteren Fragestellungen eingesetzt werden können.

■ Herztöne:
  ■ Der erste Herzton (S_1) wird über der Herzspitze beurteilt (Abb. 3.5). Da er ein Muskelanspannungston ist, wird er bei einem myogenen Prozess, z.B. einer HI, leise (Abb. 3.6). Die HI ist aber nicht die alleinige Ursache für einen abgeschwächten, leisen S_1.
  ■ Der 2. Herzton ist ein Klappenschluss-Ton, der somit aus zwei Komponenten besteht, einer aorta-

len (A$_2$) über dem Auskultations-punkt der Aortenklappe und einer pulmonalen (P$_2$) Komponente. Letz-tere wird naturgemäß über der Pulmonalklappe (Abb. 3.5) beurteilt. Da der Druck im kleinen Kreislauf üblicherweise niedriger ist als im großen, schließt die Pulmonalklappe nicht so heftig wie die Aortenklappe und ist auskultatorisch verglichen

mit dem A$_2$ deutlich leiser vernehm-bar. Steigt jedoch der Druck in der Pulmonalis, wie dies im Verlauf einer HI vorkommt, so wird der P2 auskultatorisch lauter, akzentuiert, gleich laut wie der A$_2$, eventuell so-gar lauter als jener (Abb. 3.6). Der akzentuierte P$_2$ ist im Rahmen einer HI Ausdruck einer pulmonalen Hy-pertension, die echokardiographisch

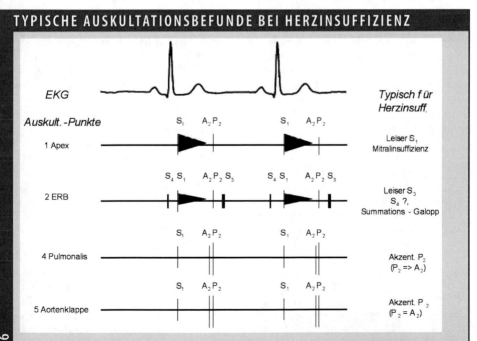

TYPISCHE AUSKULTATIONSBEFUNDE BEI HERZINSUFFIZIENZ

ABB. 3.6 Auskultationspunkte s. Abb. 3.5. Die Höhe der die Töne symbolisierenden Striche weist auf die Lautstärke hin, die Strichstärke auf die Frequenz: *Dickerer Strich* = niederfrequent. S$_1$ = erster Herzton; A$_2$ = aortale Komponen-te des 2. Herztones; P$_2$ = pulmonale Komponente des 2. HT; S$_3$ = dritter, protodiastolischer, niederfrequenter Extraton; S$_4$ = vierter, durch die Kontraktion des Vorhofs entstehender, präsystolischer Extraton

nicht-invasiv bzw. invasiv mittels Herzkatheter quantifiziert werden kann.

- Extratöne bei HI sind der dritte und der vierte Herzton, beide selten, der dritte noch etwas häufiger zu hören [18].
  - Der *dritte Herzton* kommt schon physiologisch bei Kindern und Jugendlichen vor. Im späteren Alter weist er auf eine HI hin. Er entsteht durch das Auftreffen des Bluteinstromes aus den Vorhöfen, vor allem dem linken, auf ein sich noch im Ventrikel befindliches Restvolumen in der Protodiastole, also kurz nach dem Öffnen der Mitralklappe bzw. Trikuspidalklappe (Abb. 3.6). Er wird üblicherweise bei einer HI über dem ERBschen Punkt bei gleichzeitigem Atemanhalten des Patienten als leiser, niederfrequenter, protodiastolischer Extraton auskultiert („S_3-Galopp") (Abb. 3.6). Der Nachweis eines dritten HT weist hinsichtlich des Vorhandenseins einer HI eine Sensitivität von 31%, eine Spezifität hingegen von 95% und einen positiven prädiktiven Wert von 61% auf [4].
  - Der *vierte Herzton* entsteht dadurch, dass am Ende der Diastole die VH-Kontraktion noch ein Restvolumen durch die Mitralklappe presst. Er tritt daher naturgemäß nur bei Sinus-Rhythmus auf. Er ist daher ein präsystolischer, unmittelbar vor dem ersten Herzton auftretender, diastolischer Extraton mit einem Punctum

maximum ebenfalls über dem ERBschen Punkt (Abb. 3.6).
  - Fallen im Rahmen eines tachykarden Rhythmus beide Töne zusammen, also der protodiastolische dritte mit dem präsystolischen vierten Herzton, spricht man vom sog. „Summations-Galopp".
  Dritter und vierter Herzton sind insgesamt keine sensitiven Marker einer links-ventrikulären Dysfunktion.

- Herzgeräusche bei HI
  - Im wesentlichen, wenn nicht ein anderes Vitium vorliegt, das selbst zur HI führt, kommt es durch die Volumen-Überladung des linken und die Drucküberladung des rechten Ventrikels (bei einer pulmonalen Hypertension) zu einer Dehnung der AV-Klappenringe und somit im weiteren zu einer *Mitral-* bzw. *Trikuspidal-Insuffizienz*. Beide machen bekanntlich hochfrequente, proto-meso- bis holosystolische Geräusche. Das Punktum maximum der häufiger vorkommenden und auch leichter zu auskultierenden *Mitralinsuffizienz* liegt über der Herzspitze (Abb. 3.6) und strahlt nach links lateral aus: In linker Seitenlage wird das Geräusch lauter. Die Form ist meist bandförmig oder decrescendoartig (Abb. 3.6). Das Punctum maximum der *Trikuspialinsuffizienz* hingegen befindet sich über dem Sternum in Höhe des 5. ICR und nimmt bei Inspiration als Phänomen des rechten

3. Klinik der Herzinsuffizienz

Herzens an Lautstärke zu. Ferner ist sie überwiegend von einem akzentuierten P_2 begleitet (Abb. 3.6). Naturgemäß finden sich bei einer signifikanten Trikuspialinsuffizienz auch noch andere klinische, für dieses Vitium typische Zeichen, wie der positive Jugular-Venen-Puls oder ein positiver Leberpuls. Bei vorliegen einer Mitral- bzw. Trikuspidal-Insuffizienz stellt sich immer die Frage, liegt ein primäres Vitium cordis vor, welches zur HI geführt hat, oder ist die Klappen-Insuffizienz Folge der HI. Die echokardiographische Untersuchung ist zu dieser Differenzierung unersetzlich geworden.

Die klinisch-physikalische Krankenuntersuchung ist gemeinsam mit der Anamnese die Voraussetzung zum gezielten Einsatz aller weiteren kostenintensiven diagnostischen Hilfsmittel, insbesondere als erstere bereits den Weg in Richtung einer Verdachtsdiagnose aufzeigen und auch den klinischen Schweregrad bestimmen, der im weiteren unsere Therapiestrategien beeinflusst.

3.3 Diagnostische Möglichkeiten bei Herzinsuffizienz

3.3.1 Laborbefunde

Ein routinemäßig angefertigter Laborbefund bei einem Patienten mit einer HI umfasst neben einem

- kompletten Blutbild,
- die Blutglucose,
- Serum-Elektrolyte,
- Nieren- und
- Leberfunktionsparameter und
- eine Harnanalyse.

Weitere Laborparameter wie z.B. die Herzenzyme (CK, CK-MB, Troponin) bzw. die Schilddrüsenparameter (TSH, fT3, fT4), aber auch z.B. eine Blutgasanalyse werden entsprechend dem klinischen Erscheinungsbild und der Verdachtsdiagnose angeordnet [2].

Für die HI typische Laborparameter sind die *Natriuretischen Peptide*. Diese fördern primär die Natriurese. Typ A wird vom VH-Myokard als Antwort auf Dehnungsreize produziert. Seine Freisetzung z.B. im Rahmen einer paroxysmalen supraventrikulären Tachykardie oder eines paroxysmalen Vorhofflimmerns ist eine der Ursachen für die Diurese („Urina spastica"). Der 1900 erstmals identifizierte Typ B wird nicht nur im Gehirn („Brain") gebildet, sondern vor allem im Ventrikel-Myokard und schließlich der Typ C vom Gefäßendothel.

Der Typ B und das nach Abspaltung von Signal-Peptiden im Blut nachweisbare BNP und NT-Pro-BNP werden als quantitative Marker einer HI anerkannt (Abb. 3.7).

Die Bestimmung dieses BNP

- Differenziert Pat. mit kardialer von pulmonaler Dyspnoe;
- Identifiziert Pat. mit einer HI, eignet sich somit zum Screening;
- Eignet sich zur Verlaufskontrolle
- Und zur Beurteilung der Therapie [2, 19].

BNP in der Differenzierung der akuten Dyspnoe: Auf die Schwierigkeiten der Differentialdiagnose des sehr unspezifischen Symptoms „Dyspnoe" wurde bereits hingewiesen (s. 3.1). Die Bestimmung des BNP hilft in der Akutsituation, insbesondere, wenn das Ergebnis kurzfristig vorliegt: Anamnese und klinisch physikal. Krankenuntersuchung werden ergänzt durch die akute BNP-Bestimmung. Ist dieser Wert <100 pg/ml, dann kann eine HI als Ursache der Dyspnoe mit hoher Wahrscheinlichkeit (Spezifität 98%, Sensitivität 100%) ausgeschlossen werden, bei einem Wert von >400 pg/ml ist eine HI sehr wahrscheinlich (Abb. 3.8) [20]. BNP-Werte zwischen 100–400 pg/ml benötigen einer weiteren Differenzierung, wobei auf verschiedene „Fallen" wie z.B. ein Mitralvitium oder eine Pulmonalembolie bzw. Pneumonien in diesem BNP-Bereich hingewiesen werden muss. Die Bestimmung des BNP bei Pat. mit akuter Dyspnoe ist kosteneffektiv und reduziert diese um 26%, insbesondere als bei negativem Test man sich kostenintensivere Untersuchungen (Echo) ersparen kann, verkürzt den Therapiebeginn um 30 Minuten (wenn das Re-

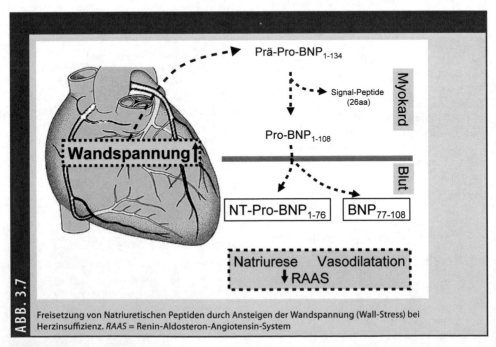

ABB. 3.7

Freisetzung von Natriuretischen Peptiden durch Ansteigen der Wandspannung (Wall-Stress) bei Herzinsuffizienz. *RAAS* = Renin-Aldosteron-Angiotensin-System

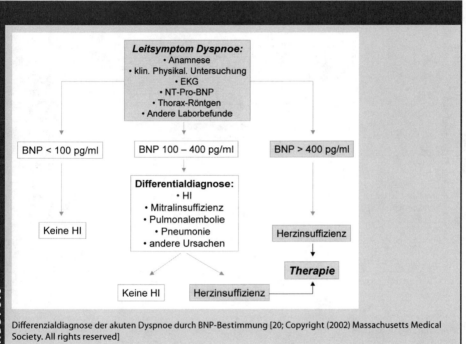

ABB. 3.8

sultat rasch vorliegt) und die Aufenthaltsdauer um 3 Tage [21].

Hinsichtlich der Diagnose einer chronischen HI verbessert die BNP-Bestimmung die Genauigkeit der Diagnose um 21% verglichen mit einer identen Patientengruppe, bei denen BNP nicht bestimmt wurde [19]. Der Wert eines erhöhten BNPs ist bei einer normalen Links-Ventrikel-Funktion weniger klar, scheint aber auf eine diastolische Dysfunktion hinzuweisen [2, 19].

Erhöhte BNP-Spiegel sind bei der chronischen HI ein wichtiger prognostischer Parameter (Abb. 3.9): Je höher der BNP-Spiegel vor der Spitalsentlassung war, desto häufiger traten im ersten halben Jahr danach Ereignisse auf, die entweder zum Tode oder zu einem neuerlichen Spitalsaufenthalt führten [19, 22].

Das Konzept, BNP und NT-Pro-BNP zur Verlaufskontrolle bzw. zur Beurteilung einer HI-Therapie heranzuziehen, klingt einfach, überzeugend und erfolgverspre

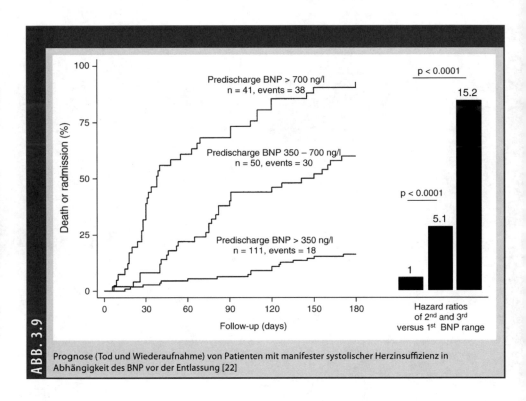

ABB. 3.9

Prognose (Tod und Wiederaufnahme) von Patienten mit manifester systolischer Herzinsuffizienz in Abhängigkeit des BNP vor der Entlassung [22]

chend: Eine Abnahme der BNP-Werte würde eine klinische Besserung und somit im weiteren auch eine Verminderung des Mortalitätsrisikos und eine Verbesserung der Lebensqualität anzeigen. Derzeit sind die Ergebnisse jedoch noch überaus heterogen und inkonsistent [23], wenngleich die Schwankungen der Blutspiegel rezent nicht nachvollzogen werden konnten [24]. Daher sehen die Europäischen Richtlinien diese faszinierenden Hypothesen noch nicht als bestätigt an [2].

Zusammenfassend sind Bestimmungen des BNP und NT-Pro-BNP bei der Diagnose einer HI, vor allem aber zum Ausschluss derselben als Ursache des Symptoms Dyspnoe sinnvoll und auch ökonomisch. Die Höhe der BNP und NT-Pro-BNP Spiegel korrelieren mit der Prognose: Je höher desto schlechter. Ob eine therapiebedingte Abnahme bis hin zur Normalisierung der BNP und NT-Pro-BNP Spiegel, nachgewiesen durch serielle Bestimmungen, auch mit einer Verbesserung der Prognose und der Lebensqualität einhergeht, ist derzeit wissenschaftlich noch nicht nachgewiesen. Serielle BNP und NT-Pro-BNP Bestimmungen zur Therapiekontrolle haben daher derzeit keine Aufnahme in die Richtlinien gefunden.

3.3.2 Rö Thorax

Die Durchführung eines Thorax-Röntgens gehört zu den Standards der diagnostischen Abklärung des Symptoms Dyspnoe bzw. der Verdachtsdiagnose auf eine HI (Abb. 3.8) [2]. Die Vergrößerung des Herzschattens und radiologische Stauungszeichen weisen nur im Zusammenhang mit der Klinik und anderen Untersuchungen auf eine HI hin, aber eben nur in Kombination derselben. Stauungszeichen im Thorax Röntgen *allein* sollen weder eine Indikation zu weiteren diagnostischen Maßnahmen noch zum Beginn einer Therapie sein. Anamnese und klinische Untersuchung sind Basis für weitergehende diagnostische Maßnahmen! Ein vergrößerter Herzschatten weist eine Sensitivität von 62%, eine Spezifität von 67% und somit einen positiven prädiktiven Wert von nur 32% bei Patienten mit einer chronisch herabgesetzten LVF <40% und einer manifesten HI auf [4].

So sehr die Durchführung eines Thorax-Röntgens zu den Standards der diagnostischen Abklärung einer HI gehören, so wenig darf das Ergebnis überbewertet werden: Eine Kardiomegalie und Stauungszeichen korrelieren nur bei jedem dritten Patienten mit einer Herzinsuffizienz!

3.3.3 EKG bei Herzinsuffizienz: Aufzeichnungs-Methoden und häufige EKG-Veränderungen

Die Aufzeichnung eines EKGs bei Verdacht auf HI gehört ebenfalls zu den Standards der HI-Diagnostik, aber auch zur Überwachung der HI Therapie.

Das Ziel des EKGs kann sein, permanente oder temporär auftretende Ereignisse zu erfassen, so z.B. Symptome mit EKG-Veränderungen (Arrhythmien) zu korrelieren. Entsprechend der Häufigkeit aber auch der Dauer eines zu erfassenden Phänomens kommen unterschiedliche *Aufzeichnungsmethoden* zur Anwendung, was bei deren Auswahl zu berücksichtigen ist:

■ Mit dem *12-Ableitungs-EKG* werden permanente bzw. länger andauernde Veränderungen gut erfasst, wie permanentes oder persistierendes Vorhofflimmern (VH-Flimmern), ein Links-Schenkel-Block (LSB), Extrasystolen etc. Plötzliche bzw. intermittierend auftretende Symptome, wie Schwindel, Angina pectoris etc. sind dann einer Korrelation mit dem 12-Ableitungs-EKG zugänglich, wenn die Dauer der Symptome eine EKG-Aufzeichnung ermöglicht („Anfalls-EKG").

■ Beim *Überwachungs-EKG* ist der Patient an das Krankenbett gebunden, bei verschiedenen *telemetrischen Verfahren* (Funk-, Telefon-Telemetrie), ist der Bewegungsradius eingeschränkt. Die Erfassung intermittierender Phänomene ist von der Aufzeichnungsdauer abhängig.

■ Beim *24-Stunden Langzeit-EKG* (in den USA „Holter-Monitoring"), bei dem unter ambulanten Bedingungen bis zu 12-Ableitungen kontinuierlich aufgezeichnet werden, lässt sich zwar das EKG überaus genau und detailliert analysieren. Aber auch bei diesem sind eben die 24-Stunden der limitierende Faktor (s. Abb. 3.3).

■ Der *Event-Recorder* wird über Tage bis Wochen angelegt. Ja er kann bei Implantation, ähnlich einem kleinen Schrittmacher, über ein Jahr „Ereignisse" festhalten. (Übrigens die meisten Schrittmacher und implantierbare Defibrillatoren sind mit einer Holter-Funktion ausgestattet, sodass hier EKG-Analysen von Ereignissen in der SM-Ambulanz möglich sind!) Diese Geräte zeichnen das EKG permanent als „loop" (Schleife) auf, wobei bei einem Ereignis entweder der Pat. selbst das Gerät aktiviert bzw. dieses eine Arrhythmie automatisch detektiert. Da das EKG einige Sekunden bis Minuten vor und nach dem Ereignis (Symptom, Arrhythmie) gespeichert wird, lassen sich Beginn und Ende des Phänomens gut erfassen. Der Nachteil einer automatischen Erfassung von Arrhythmien durch diese Geräte ist, dass falsch negative, also durch das Gerät übersehene Arrhythmien verloren sind. Obwohl die Detektierungs-Raten heute ausgezeichnet sind, schließt eine unauffällige Untersuchung nicht völlig aus, dass einzelne, prognostisch und therapeutisch relevante Ereignisse übersehen wurden.

■ Die *elektrophysiologische Stimulation* hat bei Patienten mit HI bzw. einer Kardiomyopathie keine klinische Relevanz, weder in prognostischer Hinsicht noch zur Evaluierung einer Therapie.

EKG-Veränderungen bei Patienten mit HI zeigen ein (kunter-)buntes Bild. Sie reichen von einer klinischen Tachykardie (Sens. 7%, Spez. 99%, pos. Präd. Wert 6% [4]), über Bilder nach einem Herzinfarkt (Q-Wellen) und Erregungs-Leitungs-Störungen (AV-Blockierungen, LSB) zu ventrikulären und supraventrikulären (VH-Flimmern) Arrhythmien, die wieder permanent vorhanden oder intermittierend, persistierend oder spontan verschwindend, auftreten können. Häufigkeit und prognostische Bedeutung sind überaus verschieden. Es kann daher in diesem Rahmen nur auf die wesentlichsten EKG-Veränderungen eingegangen werden.

Grundsätzlich sollte die Diagnose „Herzinsuffizienz", vor allem einer systolischen, bei einer völlig normalen EKG-Aufzeichnung gut überlegt und hinterfragt werden [2]. Da EKG-Veränderungen bei HI andererseits häufig auftreten, haben diese nur einen geringen prädiktiven Wert bei der Diagnosestellung [2].

■ Das Vorliegen von *pathologischen Q-Wellen* lässt Rückschlüsse auf einen abgelaufenen Herzinfarkt zu und somit auf eine ischämische Genese der HI (bzw. dem gleichzeitigen Vorliegen eine koronaren Herzkrankheit) zu.

■ Ein *Linksschenkelblock* mit einem > 120 msek breiten QRS-Komplex tritt

3. Klinik der Herzinsuffizienz

bei rund 1/3 der Pat. mit HI, jedoch nur bei 1,5% in der Gesamtbevölkerung auf [25]. Ein Rechtsschenkelblock findet sich nur bei 10% aller HI Patienten mit QRS-Verbreiterung. HI-Pat. mit einem LSB zeigen ein fortgeschrittenes Stadium der Grunderkrankung, haben eine schlechtere Links-Ventrikel-Funktion, eine schlechtere Prognose und eine höhere Gesamt-Mortalität verglichen mit Pat. und schlankem QRS-Komplex im EKG (< 120 msck) [25, 26]. Außerdem weisen diese Pat. eine höhere Inzidenz an ventrikulären Arrhythmien auf, ohne dass jedoch bisher eine höhere Rate an plötzlichen Herztodesfällen nachgewiesen werden konnte [25]. Eine neuerliche Verbreiterung des QRS-Komplexes weist auf eine Verschlechterung der Prognose hin. Es macht daher Sinn, die Breite des QRS bei den Visiten des Patienten zu beobachten und miteinander zu vergleichen. Pat. mit > 200 msek QRS haben eine höhere Defibrillations-Schwelle, was bei der ICD-Implantation berücksichtigt werden sollte [26].

■ *Asynchronie:* 70% der HI-Pat. mit einem LSB leiden an einer Form der links-ventrikulären Asynchronie. Ein LSB ist zwar Ausdruck einer aberranten Leitung des elektrischen Stroms und somit auch einer elektrischen Asynchronie. Er kann auch zu Veränderungen der Kontraktilität und somit im weiteren der Hämody-

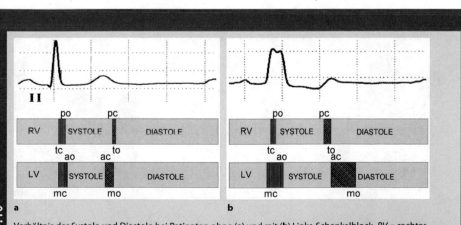

ABB. 3.10

Verhältnis der Systole und Diastole bei Patienten ohne (**a**) und mit (**b**) Links-Schenkelblock. *RV* = rechter Ventrikel; *LV* = Linker Ventrikel; *po* = Öffnung der Pulmonalklappe; *PC* = Schließen der Pulmonalklappe; *tc* = Schließen der Trikuspidalis; *to* = Öffnung der Trikuspidalis; *ao* = Öffnung der Aortenklappe; *ac* = Schließen der Aortenklappe; *mc* = Schließen der Mitralis; *mo* = Öffnung der Mitralis. (Modifiziert nach F. Zannad [25])

namik mit einer mechanischen Asynchronie führen (Abb. 3.10) [25]: Durch den LSB verlängert sich die LV-Systole und verkürzt sich die LV-Diastole (Abb. 3.10b) im Vergleich zum normal breiten QRS-Komplex (Abb. 3.10a), was eine *interventrikuläre* Asynchronie zur Folge hat (Abb. 3.11a und b): Der RV kontrahiert vor dem LV. Bei der *intraventrikulären* Asynchronie (Abb. 3.11c) bewegen sich Septum und LV-Lateralwand zur selben Zeit in dieselbe Richtung, anstatt entgegengesetzt (Pfeile), sog. „Hula Hupp"-Effekt. Somit wird das LV-Cavum in der Systole nicht wesentlich verkleinert, die Ejektions-Fraktion und das Schlagvolumen nehmen ab, die HI verschlechtert

sich. Es folgt mittelfristig das „Remodelling" des LV, welches auch bei jahrelangem RV-Schrittmacher beobachtet werden kann, mit Verschlechterung der LV-EF und der Prognose [25, 26]. Eine über das EKG hinausgehende Diagnostik und vor allem der Nachweis einer Asynchronie ist Domäne des Echo (s. Kapitel 3.3.4). Die Behebung dieser Asynchronizität mit Verbesserung der Lebensqualität und der Lebenserwartung ist Aufgabe der kardialen Resynchronisations-Therapie (CRT, s. Kapitel 5.2).

■ Die Inzidenz von *Vorhof- (VH-) Flimmern* variiert in verschiedenen Studien bei Patienten mit HI zwischen 10–17% über einen durchschnittlichen Zeit-

INTERVENTRIKULÄRE ASYNCHRONIE

a   b   c

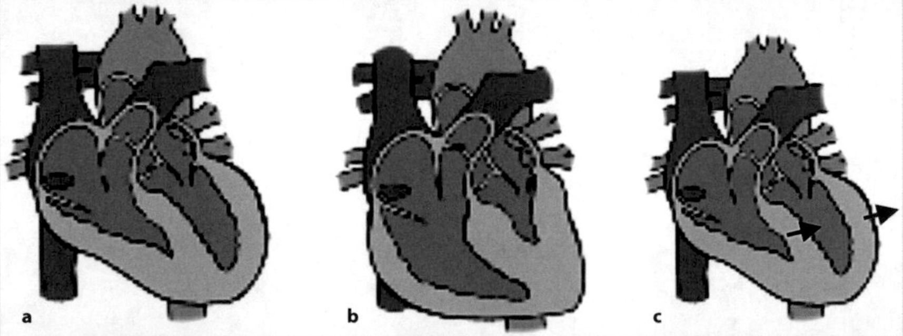

ABB. 3.11

Zuerst kontrahiert im Gegensatz zu normal der rechte vor dem linken Ventrikel (**a** und **b**). Intraventrikuläre Asynchronie (**c**): Septum und laterale Wand des linken Ventrikel bewegen sich in die gleiche Richtung. Dadurch wird das Cavum des linken Ventrikel nicht wesentlich verkleinert, das Schlagvolumen verringert sich und somit auch die Auswurffraktion (*Medtronic Abb. mit freundlicher Genehmigung*)

3. Klinik der Herzinsuffizienz

raum von 3 Jahren [27]. In der Gesamt-bevölkerung nimmt sie mit dem Alter von 0,4% bei jüngeren Menschen auf 8% bei >80 Jährigen ebenso zu [28], wie die Inzidenz zur HI. VH-Flimmern per se ist allgemein ein unabhängiger Risikofaktor hinsichtlich einer Ver-schlechterung der Prognose und eines 5-fach erhöhten Embolierisikos, wobei gerade bei Pat. mit HI hinsichtlich der Prognose keine suffizienten Daten noch vorliegen [27]. Das Auftreten von VH-Flimmern korreliert mit der Größe des linken Atriums (LA): Eine Zunahme des LA Durchmessers um 5 mm erhöhte das Risiko, VH-Flimmern zu entwickeln um 39%. Bei einem LA-Durchmesser von >5 cm war das Risiko für VH-Flimmern 4 x höher, als bei kleineren LA [29]. HI führt bekanntlich zu einer Erhöhung des LV Füllungsdrucks und im weiteren zu einer Vergrößerung des LA, und im Weiteren zu einer erhöhten Inzidenz von VH-Flimmern [29]. Fer-ner führt die LA-Dilatation zur Stimu-lation des Renin-Angiotensin-Aldo-steron-Systems (RAAS), sodass sich dadurch auch der präventive Effekt der ACE-Hemmer und der Angiotensin-Re-zeptor-Blocker erklären lässt [28]. VH-Flimmern tritt somit häufig bei Pat. mit HI auf, verschlechtert diese durch weitere Stimulation des RAAS, wenn-gleich bei HI noch keine eindeutigen prognostischen Daten vorliegen.
Bei der Einteilung des VH-Flimmerns wird zunächst die erste Episode analy-siert: Symptomatisch versus asympto-matisch, selbst-limitierend oder persis-

tierend (Abb. 3.12) unter Berücksichti-gung der Unsicherheiten hinsichtlich der Dauer der Episode bzw. eines schon früher aufgetretenen, kryptogenen VH-Flimmerns [28]. Eine selbst-terminie-rende Episode wird auch als „paroxys-mal" bezeichnet. Dauert sie länger als 7 Tage, besteht ein „persistierendes" VH-Flimmern. Als „permanent" wird ein VH-Flimmern dann bezeichnet, wenn (medikamentöse bzw. elektrische) Kar-dioversionen frustran verliefen bzw. diese nicht in Erwägung gezogen wur-den (Abb. 3.12) [28].
Patienten mit VH-Flimmern weisen ein 5-fach höheres Risiko für Thromboem-bolien auf als Menschen im Sinus-rhythmus!
Zusammenfassend ist VH-Flimmern nicht nur die häufigste Rhythmusstö-rung des Älteren Menschen. Es tritt bei der HI häufiger auf, und stimuliert das RAAS zusätzlich. Ferner besteht ohne medikamentöse Maßnahmen eine er-höhte Embolierate mit der Folge zere-braler Insulte und TIAs. Hinsichtlich der Mortalität von HI Pat. mit VH-Flimmern liegen derzeit noch zuwenig Daten vor, obwohl VH-Flimmern bei Nicht-HI Pat. ein unabhängiger pro-gnostischer Mortalitäts-Faktor ist [28].

■ *Ventrikuläre Arrhythmien* nehmen mit der Verschlechterung der LV-Funktion bzw. mit dem NYHA-Stadium zu, eben-so wie die Gesamtmortalität (Abb. 3.13). Es kommt jedoch zu einer Diskrepanz zwischen der Häufigkeit des Auftretens eines arrhythmogenen, plötzlichen Herztodes und ventrikulären Arrhythmien im Vergleich zum NYHA-Stadium: Treten, wie erwähnt, die (komplexen) ventrikulären Arrhythmien mit Verschlechterung des klinischen Stadiums häufiger auf, so nimmt die Rate der an einem plötzlichen Herztod zu Tode Kommenden von 50–60% aller Todesfälle im NYHA-Stadium I und II auf 20–30% im NYHA Stadium III und IV ab. Als Haupttodesursache tritt bei diesen Pat. nunmehr der Tod an HI auf (Abb. 3.13) [10, 30]. Anderseits identifiziert der Nachweis von gehäuften ventrikulären Arrhythmien im LZ-EKG, insbesondere nicht anhaltende ventrikuläre Tachykardien (ventrikuläre Salven) bei Patienten im NYHA-Stadium I–III (darunter 80% d. Pat. NYHA I und II) ein Hochrisiko-Kollektiv, deren Mortalitätsrisiko durch die Implantati-

on eines Defibrillators (ICD) signifikant im Vergleich zur medikamentös behandelten Gruppe gesenkt wird [31].

Das Auftreten von komplexen ventrikulären Arrhythmien insbesondere ventrikuläre Salven bei Pat. mit herabgesetzter LV-Funktion ist ein prognostisch ungünstiger Faktor, der im frühen NYHA-Stadium ein erhöhtes Risiko am plötzlichen Herztod, im schlechteren NYHA-Stadium III und IV an einer Herzinsuffizienz zu sterben mit sich bringt. Dem wurde auch in den Richtlinien zur ICD-Implantation Rechnung getragen (s. Kapitel 5.1.2).

■ Einfluss der *Herzfrequenz (HF)* auf die Hämodynamik: Natürlich können auch andere Arrhythmien zu einer HI führen, bzw. als Folge auftreten (Abb. 3.1): Eine Brady-Arrhythmie, verursacht

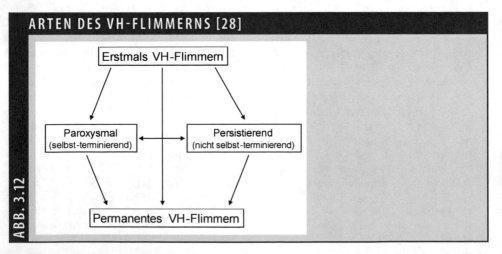

ABB. 3.12

ARTEN DES VH-FLIMMERNS [28]

Erstmals VH-Flimmern

Paroxysmal (selbst-terminierend)

Persistierend (nicht selbst-terminierend)

Permanentes VH-Flimmern

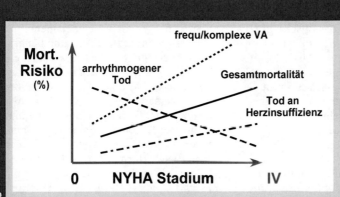

ABB. 3.13 Relation von NYHA-Stadium und Mortalitätsrisiko in Abhängigkeit von ventrikulären Arrhythmien und der Todesursache bei Patienten mit Herzinsuffizienz. VA = ventrikuläre Arrhythmien [10; Reprinted from Kjekshus J (1990) Arrhythmias and mortality in congestive heart failure. Am J Cardiol 65: 42I–48I with permission from Elsevier]

durch höhergradige AV-Blöcke, durch eine Sinusbradykardie, durch unbedingt notwendige, bradykardisierende Medikamente verschlechtert die Hämodynamik der reduzierten LV-Funktion. Therapie der Wahl ist die Implantation eines Schrittmachers.

Eine Tachy-Arrhythmie, z.B. eine atriale Tachykardie, kann selbst Ursache einer sog. „tachykardie-induzierten Kardiomyopathie" sein (Abb. 3.1), die in weitem Rahmen nach Beseitigung derselben, z.B. durch Ablation, reversibel ist (Abb. 3.3). Wesentlich ist, an diese seltene Möglichkeit einer HI zu denken, wobei es schwierig ist, „Henne" und „Ei" zu differenzieren.

Umgekehrt führt die HI zu einer sog. „Insuffizienz-Tachykardie". Die Reduktion einer erhöhten HF über dem Herzen unter Therapie wurde früher als Zeichen der Rekompensation angesehen und durch tägliches Pulsmessen durch den Arzt dokumentiert. Bei VH-Flimmern konnte man auch durch auskultatorisches Messen der HF über dem Herzen im Vergleich zum peripheren Puls nicht nur eine „Arrhythmia perpetua" klinisch erfassen, sondern auch das Pulsdefizit quantifizieren, welches ebenfalls als Ausdruck der Rekompensation mit dem Therapieerfolg geringer wurde.

Die HF ist bei der HI ein Parameter, der das Herz-Minuten-Volumen (HMV) und damit die Organperfusion stark beeinflusst, insbesondere als der systolisch, aber auch diastolisch insuffiziente Ventrikel nicht mit dem Schlagvolumen (SV) so elastisch mitreagieren kann, wie der „kompliante" Ventrikel. Wenn also das SV weitgehend konstant gehalten werden muss, so kann das zur zerebralen Perfusion notwendige Herz-Minuten-Volumen (HMV = SV x HF l/Min) bzw. der auf die Körperoberfläche bezogene Herzindex (HI = HMV/KÖF = l/min x qm) überwiegend nur durch die HF aufrechterhalten werden (Abb. 3.14) [32]. Ist die HF zu langsam, also bradykard, vergrößert sich zwar das enddiastolische Volumen, kann aber nicht durch die fehlende Kontraktilitäts-Steigerung nach „vorne" befördert werden und staut sich „zurück" in den Pulmonal-Kreislauf, i.e. „Rückwärtsversagen" (s. Abb. 2.2). Eine höhere HF wird notwendig, sei es durch Absetzen bradykardisierender Medikamente, sei es durch eine SM-Implantation (Abb. 3.14). Anders verhält es sich bei einer Tachy-Arrhythmie. Normalerweise nimmt der HI bei Belastung sowohl durch Steigerung der HF als auch des SV nahezu linear mit der HF zu (Abb. 3.14). Bei der HI spielt das SV eine geringere Rolle, da es kleiner ist und somit von einem schlechten LV in „kleineren" Portionen nach „vorne" gebracht werden kann. Negativ wird dieser Effekt dann, bis die HF z.B. im Rahmen einer Katecholamin-induzierten Tachykardie dermaßen zunimmt, dass auch die Diastolendauer verkürzt wird, sodass das SV abnimmt und die HF nicht mehr das für die zerebrale Durchblutung benötiget HI ermöglichen kann, ja eine weitere Steigerung kontraproduktiv ist (Abb. 3.14). Dann kommt es zum „Vorwärts-Versagen" (s. Abb. 2.1). Der Blutdruck sinkt, Symptome der zerebralen Minderperfusion wie Schwindel, Somnolenz, Synkopen treten auf. Die stündliche Harnmenge geht zurück. Oligurie bzw. Anurie treten auf.

Es ist daher die HF bei HI in einer relativ schmalen Bandbreite zu halten: Nicht zu bradykard, um den LV nicht weiter mit dem durch eine längere Diastolendauer erhöhten SV zu überfordern, nicht zu tachykard, um dem LV eine ausreichende Diastolendauer zu seiner Füllung zu geben (Abb. 3.14) [32].

Zusammenfassend sind bei Pat. mit einer HI die verschiedenen EKG-Aufzeichnungsmethoden gezielt, entsprechend ihren Vor- und Nachteilen zur Erfassung von Brady- und Tachy-Arrhythmien, aber auch von symptomatischen Episoden einzusetzen. Das Erkennen und Erfassen von Arrhythmien, aber auch von Reizleitungs- und Reizbildungs-Störungen hat für diese Pat. unterschiedliche prognostische Effekte, reichend von bedeutungslos bis hin zu einer zusätzlichen Erhöhung des ohnehin schon hohen Mortalitätsrisikos, welche gezielte therapeutische Maßnahmen erfordern (s. Kapitel 4 und 5).

3. Klinik der Herzinsuffizienz

ABB. 3.14

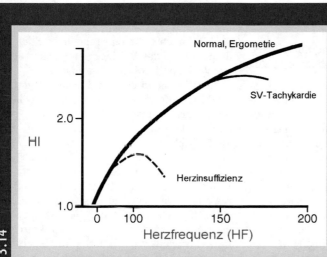

Einfluss der Herzfrequenz auf den Herzindex (*HI* = HMV/Körperoberfläche, l/min x qm Körperoberfläche; *HMV* = Schlagvolumen x HF l/min) zur Aufrechterhaltung der zerebralen Perfusion bei Belastung einer Normalperson; bei einer supraventrikulären Tachykardie und bei Pat. mit HI. (Modifiziert nach [32])

3.3.4 Echokardiographische Untersuchungen bei Herzinsuffizienz

Rainer Spinka

A) Einführung

Die Echokardiographie hat sich mit ihren unterschiedlichen Möglichkeiten der M-Mode-, Schnittbild-, Doppler-, Farbdoppler- und Gewebedoppler-Methodik und der transösophagealen Anwendung, evaluiert durch invasive Verfahren, seit mehr als 10 Jahren als Methode der Wahl zur Erfassung der globalen und regionalen Ventrikel-Funktion durchgesetzt.

Die Echokardiographie ist

■ als nicht-invasive,
■ bettseitig einsetzbare und
■ kostengünstige Methode
■ leicht und nahezu ubiquitär verfügbar.

Sie erlaubt nicht nur

■ rasch qualitativ die Beurteilung der
  ■ globalen und
  ■ regionalen Ventrikel-Funktion,

sondern auch

- sehr exakt quantitativ die Beurteilung des Ausmaßes und des Verlaufs von Störungen
- und weist praktisch keine Komplikationen und somit Kontraindikationen auf.

Die verschiedenen Untersuchungsverfahren der Echokardiographie tragen hiermit nicht nur wesentlich zur *Indikationsstellung* für invasive diagnostische und therapeutische Methoden bei, sondern erlauben auch, invasiv erhobene funktionelle und strukturelle Befunde einander zuzuordnen. *Therapeutische Entscheidungen* können dadurch im Zusammenspiel mit anderen diagnostischen Verfahren wesentlich *optimiert* werden. Intraoperativ ist die transösophageale Anwendung in diesem Zusammenhang ein wertvolles Werkzeug, die Ventrikel-Funktion und hämodynamische Parameter zu monitieren.

Die Echokardiographie ist die Methode der Wahl zur Erfassung der *Verlaufskontrolle* nach konservativen, interventionellen und chirurgischen Therapiemaßnahmen bei Veränderung der Ventrikel-Funktion. Mit Hilfe der Dopplermethode ist die Echokardiographie auch in der Lage, Veränderungen der Hämodynamik im Rahmen einer Störung der Ventrikel-Funktion zu erfassen.

M Mode Echokardiographie

- Die Erweiterung des linken Ventrikels,
- die Verminderung der Kontraktionsamplituden von Septum und Hinterwand,
- die Verzögerung der Anstiegssteilheit des Endocardechos von Septum und Hinterwand und

- die Steigerung der Mitralis-Septum-Separation (Abb. 3.15).

sind Parameter, die im Sinne einer Blickdiagnose auf das Vorliegen einer Störung der Ventrikel-Funktion hinweisen.

Die nun schon vor zwanzig Jahren von Teichholz angegebene Formel zur Berechnung der linksventrikulären Verkürzungsfraktion aus dem parasternalen M Mode (Abb. 3.16), vermag bei Ventrikel mit erhaltener physiologischer Geometrie ausreichend genau diesen wichtigen Parameter zu erfassen, erfährt jedoch durch regionale Wandbewegungsstörungen und einer Remodellierung der Ventrikelgeometrie, die nicht nur bei der koronaren Herzkrankheit typisch ist, oftmals eine Limitation. Unverändert wertvoll ist die Methode aber zur Erfassung der linksventrikulären Muskelmasse und der segmentalen Verkürzungsfraktion der Standardebene.

B) Erfassung der linksventrikulären Ejektionsfraktion (LV-EF)

Einer der wesentlichen Parameter zur Beschreibung der globalen systolischen Funktion des linken Ventrikels ist die linksventrikuläre Ejektionsfraktion. Sie ist der prozentuale Anteil des Schlagvolumens (SV) am enddiastolischen Volumen EDV (Abb. 3.17).

Die zur Berechnung der LV-EF erforderliche Ventrikulographie wird mit Hilfe der 2D Schnittbild-Echokardiographie von den apikalen Schallfenstern aus durchgeführt, wobei aufgrund der häufigen post-

3. Klinik der Herzinsuffizienz

ABB. 3.15

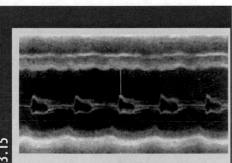

M Mode Echokardiographie bei dilatativer Kardiomyopathie, Steigerung der Mitralis-Septum-Separation

costalen Lage des Iktus nur tangentiale Schnittbilder durch das Cavum des linken Ventrikels erfasst werden.

Durch Versuche an Herzmodellen und durch den Vergleich mit der Cineangiographie ist aber die hinreichende Genauigkeit der echokardiographischen Volumetrie belegt. Als Methode der Wahl hat sich heute die Scheibchensummations-Methode nach Simpson durchgesetzt, deren Algorithmus in allen Echokardiographiegeräten zur Verfügung steht

(Abb. 3.18). Diese Methode sieht die Planimetrie zweier aufeinander senkrecht stehender, apikal geführter Schnittbilder vor, die für die Vermessung in Rotationsellipsoide gleicher Höhe geteilt werden, deren Einzelvolumina berechnet und addiert werden. Eine wesentliche Limitation dieser Methode ist die zweifelsfreie Darstellung des linksventrikulären Endocards. Ein Problem, das durch die Einführung der „Harmonic Imaging" Technologie mit einer wesentlich verbesserten Auflösung und durch die mögliche Anwendung von linksventrikulären Kontraststudien, weitgehend beseitigt werden konnte.

In den letzten Jahren hat mit der auch freihand und in der Routine anwendbaren 3-D Echokardiographie die echokardiographische Volumetrie eine wertvolle Bereicherung erfahren: Durch Matrixschallköpfe und die elektronische Postprozessing-Rekonstruktion von Schnittbildern können Ventrikelvolumina dreidimensional dargestellt und berechnet werden.

Die LV-EF kann *qualitativ* als gesteigert, normal, gering vermindert, mittelschwer vermindert oder hochgradig reduziert angegeben werden (Tabelle 3.1).

ABB. 3.16

VERKÜRZUNGSFRAKTION IM M MODE

$$VF = (LVEDD - LVESD) / LVEDD \times 100$$

VF = Verkürzungsfraktion; *LVEDD* = linksventrikulärer enddiastolischer Durchmesser; *LVESD* = linksventrikulärer endsystolischer Durchmesser

ABB. 3.17

FORMEL DER LINKS-VENTRIKULÄREN EJEKTIONSFRAKTION (LV-EF)

$$LV\text{-}EF = (ESV - EDV) / EDV \times 100$$

ESV = endsystolisches Volumen; *EDV* = Enddiastolisches Volumen

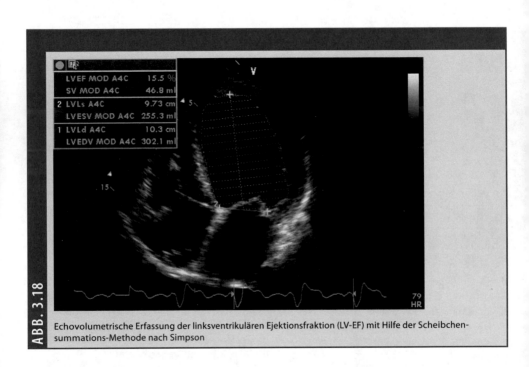

ABB. 3.18

Echovolumetrische Erfassung der linksventrikulären Ejektionsfraktion (LV-EF) mit Hilfe der Scheibchen-summations-Methode nach Simpson

Bei *quantitativen* Angaben wird eine LV-EF von >80% als gesteigert, von 55–80% als normal, von 40–55% als gering vermindert, von 30–40% als mittelschwer vermindert und von <30% als hochgradig vermindert bezeichnet (Tabelle 3.1).

C) Erfassung hämodynamischer Parameter der Ventrikel-Funktion

■ Herzminutenvolumen (HMV)
Alternativ kann das HMV auch mit Hilfe der gepulsten (PW-) Dopplermethode zu-

verlässig erfasst werden (Abb. 3.19). Es dient so der Berechnung des Regurgitations-volumens bei einer Mitralinsuffizienz (MI): Aus einem apikalen Schallfenster wird der linksventrikuläre Ausflusstrakt dargestellt und sein Querdurchmesser ver-messen. Exakt in Höhe dieses Querdurch-messers wird das Flussprofil des PW-Dopplers erfasst und das Geschwindig-keits-Zeit-Integral durch Planimetrie des Profils errechnet.

Vor allem bei linksventrikulär stimu-lierenden PM Systemen („kardiale Resyn-chronisations-Therapie") ist die online

LV-EF-BEURTEILUNG

Qualitativ	Quantitativ
gesteigert	> 80%
normal	55–80%
gering vermindert	40–55%
mittelschwer vermindert	30–40%
hochgradig reduziert	< 30%

Qualitative und quantitative Beurteilung der links-ventrikulären Auswurffraktion (LV-EF) in der Echokardiographie (Berechnung s. Abb. 3.17)

Messung des SV und des HMV ohne und während der CRT–Stimulation ein unverzichtbarer Teil der Optimierung der Schrittmacher-Einstellung.

■ Kontraktilität
Die maximale systolische Druckanstiegs-Geschwindigkeit (Dp/dt max) gilt als zuverlässiger, lastunabhängiger Parameter der globalen linksventrikulären Pumpfunktion. Bei Vorliegen von auch nur insignifikanten MI-Jets, wie sie bei Reduktion der Globalfunktion des linken Ventrikels nahezu immer nachweisbar sind, er-

ABB. 3.19

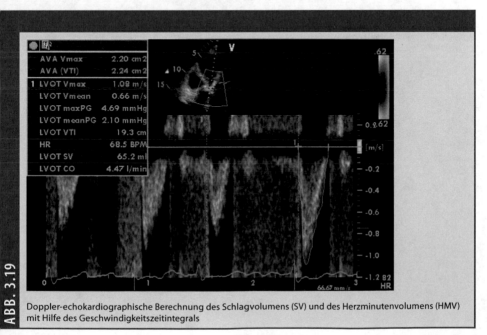

Doppler-echokardiographische Berechnung des Schlagvolumens (SV) und des Herzminutenvolumens (HMV) mit Hilfe des Geschwindigkeitszeitintegrals

laubt die Vermessung des Zeitintervalls, das verstreicht, bis die Flussgeschwindigkeit im MI-Jet von 1 m/sek auf 3 m/sek zugenommen hat, die nicht-invasive Erfassung dieses wichtigen Kontraktilitäsparameters. Die so ermittelte Zeitdauer entspricht genau dem linksventrikulären Druckanstieg von 4 auf 36 mm Hg. Daraus ergibt sich Dp/dt max nach folgender Formel: Dp/dt max = 32 mm Hg/Δt (ms). Der in Abb. 3.20 ermittelte Wert von 433 mm/

sek ist im Vergleich zum Normalwert (> 1700 mm/sek) deutlich erniedrigt.

■ Systolischer Druck im rechten Ventrikel

Im Rahmen einer Drucksteigerung im kleinen Kreislauf kann der systolische Druck im rechten Ventrikel durch Bestimmung des Gradienten im Trikuspidalinsuffizienz-Jet zuverlässig bestimmt werden (Abb. 3.21). Der systolische Druck

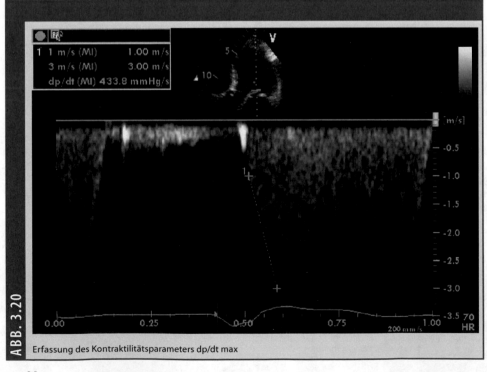

ABB. 3.20

Erfassung des Kontraktilitätsparameters dp/dt max

im rechten Ventrikel ergibt sich aus der Summe des Gradienten mit dem zentralen Venendruck im rechten Vorhof, der bei Fehlen von Halsvenenstauung und subcostal darstellbarem Kollaps der Vena cava inf. mit 10 mm Hg, bei Fehlen eines atemabhängigen Kollaps aber mit 15 mm Hg anzunehmen ist.

D) Erfassung einer Dyssynchronie

In den letzten Jahren sind eine Reihe von echokardiographischen Parametern zur Erfassung der Störung der Ventrikel-Funktion im Rahmen der linksventriku-

lären Dyssynchronie validiert worden, von denen beispielhaft die wichtigsten nachstehend angeführt sind:

1. Interventrikuläre Dyssynchronie (Abb. 3.22)

Zur Erfassung der interventrikulären Dyssynchronie wird die Differenz der isovolumetrischen Kontraktionsphasen zwischen den beiden Ventrikeln mit Hilfe der Dopplerechokardiographie erfasst. Eine signifikante interventrikuläre Dyssynchronie besteht bei einer Differenz von mehr als 40 msek.

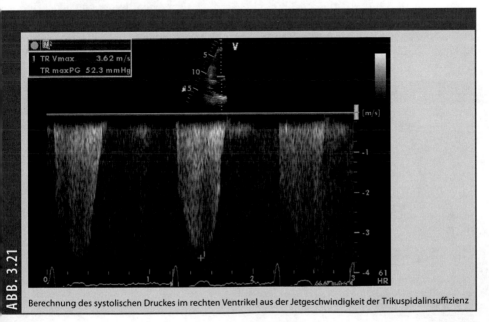

ABB. 3.21

Berechnung des systolischen Druckes im rechten Ventrikel aus der Jetgeschwindigkeit der Trikuspidalinsuffizienz

2. Intraventrikuläre Dyssynchronie (Abb. 3.23)

Mit Hilfe der Gewebedoppler-Technologie („Tissue Doppler") ist die Analyse der Wandbewegung hinsichtlich ihres zeitlichen Ablaufs, ihrer Richtung und Geschwindigkeit möglich, sodass intraventrikulär dyssynchrone Segmente grafisch zuverlässig detektiert werden können. Nach Intervention durch eine linksventrikuläre Schrittmacherstimulation (kardiale Resynchronisations-Therapie) kann der Therapieerfolg mit dem Tissue-Doppler echokardiographisch überprüft werden.

3. Atrioventrikuläre Dyssynchronie (Abb. 3.24)

Eine atrioventrikuläre Dyssynchronie liegt dann vor, wenn der zeitliche Anteil der Diastole an der Zyklusdauer aufgrund der langen Systolendauer bei schwer eingeschränkter systolischer Ventrikel-Funktion 40% unterschreitet. Auch hier kann die Qualität der therapeutischen Intervention durch eine linksventrikuläre Stimulation online im On/Off Verfahren unmittelbar überprüft werden (Abb. 3.24). So lässt sich die optimierte Programmierung der Zeitintervalle des Schrittmachersystems überprüfen.

E) Erfassung der Diastolische Ventrikel-Funktion (Abb. 3.25) [16]

Durch die Darstellung des transmitralen Flussprofils kann unter Einbeziehung des ebenfalls aus apikalen Fenstern ableitbaren Lungenvenenflusses und dem Gewebedoppler (TDI) des Mitralringes eine Quantifizierung der diastolischen Funktion des linken Ventrikels erreicht werden.

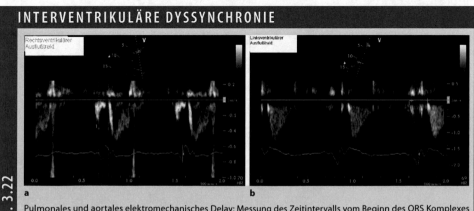

INTERVENTRIKULÄRE DYSSYNCHRONIE

ABB. 3.22

Pulmonales und aortales elektromechanisches Delay: Messung des Zeitintervalls vom Beginn des QRS Komplexes im EKG bis zum Beginn des Dopplerflussprofils zur Bestimmung des elektromechanischen Delays des rechten (**a**) und des linken (**b**) Ventrikels. Weiters Berechnung der Differenz als interventrikuläres mechanisches Delay

3. Klinik der Herzinsuffizienz

INTERVENTRIKULÄRE DYSSYNCHRONIE

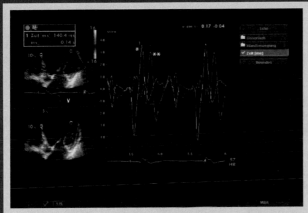

Darstellung des Gewebe- (Tissue-) Dopplers am Septum (*) und an der Lateralwand (**) des linken Ventrikels: Man erkennt die zeitliche Differenz zwischen der Wandbewegung des Septums und der Lateralwand. Beide sollten synchron verlaufen, sind jedoch asynchron

ABB. 3.23

ATRIOVENTRIKULÄRE DYSSYNCHRONIE

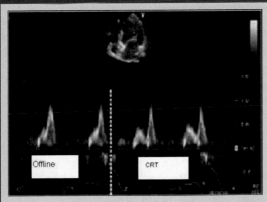

Atrioventrikuläre Dyssynchronie vor und nach links-ventrikulärer Stimulation: Durch Verkürzung der Systolendauer kommt es wieder zur Optimierung der Füllungszeit

ABB. 3.24

Im Vergleich zum normalen Flussprofil (Abb. 3.25a) tritt zu Beginn der linksventrikulären Relaxationsstörung eine E/A-Inversion auf, wobei noch keine Symptome auftreten (Abb. 3.25b). Die Füllungsdrucke sind noch normal. Steigen diese an (A-Welle > 25 cm/sek), so treten Symptome wie Belastungs-Dyspnoe auf. Es liegen bereits Störungen der Relaxation und der Compliance vor. Die übrigen gemessenen Werte wie das Verhältnis E/A und die Dezeleration zeigen eine „Pseudo-Normalisierung" (Abb. 3.25c). Das ausgeprägte, restriktive Füllungsmuster als Endstadium einer diastolischen linksventrikulären Funktions-Störung ist neben der Klinik mit Dyspnoe bei geringer Belastung echokardiographisch durch stark erhöhte Füllungsdrucke mit vergrößertem linken Vorhof (LA), verkürzter Dezeleration der E-Welle und Entwicklung eines E/A-Quotienten von > 1,5 charakterisiert (Abb. 3.25d).

F) Beurteilung der Regionalen Ventrikel-Funktion (Abb. 3.26)

Die Schnittbildechokardiographie erlaubt die Erfassung von regionalen Wandbewegungsstörungen durch Darstellung von Hypokinesie, Akinesie und Dyskinesie myokardialer Segmente. Sie ist in der Lage, Narbensegmente durch erhöhte Gewebedichte, fehlende systolische Dickenzunahme und gestörte Wandbewegung zu detektieren (Abb. 3.26).

Dynamisch eignet sich die Methode als Stressechokardiographie auch zur Diagnostik der im Rahmen einer KHK eingeschränkten Koronarreserve und ist in der Lage, einen Hinweis auf die myokardiale Vitalität nach einem Myokardinfarkt zu erbringen. Diagnostisch bereichert wurde die Echokardiogaphie zweifellos durch die Verfahren des Gewebedopplers, der neben der regionalen Erfassung einer Wandbewegungsstörung auch eine qualitative Analyse erlaubt.

Zusammenfassung

Die Echokardiographie erlaubt durch die Anwendung einer Reihe verschiedener Technologien die sehr differenzierte Bewertung der regionalen und globalen Funktion der systolischen und diastolischen Funktion des linken Ventrikels und hat sich in dieser Frage nach wissenschaftlicher Prüfung zur Methode der Wahl in dieser Indikation entwickelt. Sie hat als nicht-invasive Methode für diese Fragestellungen praktisch die invasiven Methoden wie Herzkatheter-Untersuchungen, aber auch andere „strahlende" Methoden wie Isotopenuntersuchungen bzw. CT oder aufwendigere Methoden wie MR abgelöst. Die Beurteilung einer Herzinsuffizienz ohne Echokardiographie ist heute sowohl aus diagnostischen und therapeutischen Gründen undenkbar geworden. Sie ist neben der Klinik auch die Methode der Wahl auch zur Verlaufskontrolle.

3.3.5 Herzkatheter-Untersuchungen bei Herzinsuffizienz

Sind echokardiographische Untersuchungstechniken überwiegend nicht-in-

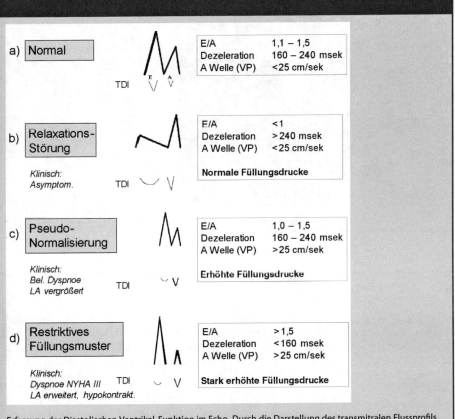

a)	Normal		E/A	1,1 – 1,5
TDI			Dezeleration	160 – 240 msek
			A Welle (VP)	<25 cm/sek

b)	Relaxations-Störung		E/A	<1
			Dezeleration	>240 msek
			A Welle (VP)	<25 cm/sek
Klinisch: Asymptom.	TDI		**Normale Füllungsdrucke**	

c)	Pseudo-Normalisierung		E/A	1,0 – 1,5
			Dezeleration	160 – 240 msek
			A Welle (VP)	>25 cm/sek
Klinisch: Bel. Dyspnoe LA vergrößert	TDI		**Erhöhte Füllungsdrucke**	

d)	Restriktives Füllungsmuster		E/A	>1,5
			Dezeleration	<160 msek
			A Welle (VP)	>25 cm/sek
Klinisch: Dyspnoe NYHA III LA erweitert, hypokontrakt.	TDI		**Stark erhöhte Füllungsdrucke**	

Erfassung der Diastolischen Ventrikel-Funktion im Echo. Durch die Darstellung des transmitralen Flussprofils kann unter Einbeziehung des ebenfalls aus apikalen Fenstern ableitbaren Lungenvenenflusses (VP) und dem Gewebedoppler (TDI) des Mitralringes eine Quantifizierung der diastolischen Funktion des linken Ventrikels erreicht werden. **a)** Normales Flussprofil im links-ventrikulären Einflusstrakt. **b)** Inversion von E/A als Zeichen der gestörten Relaxation des LV-Myokards. **c)** Pseudonormalisierung mit Anstieg des Füllungsdruckes. **d)** Verkürzung der Dezeleration von E und Entwicklung eines großen Quotienten als Ausdruck eines hohen Füllungsdruckes im Rahmen einer schweren diastolischen Dysfunktion des linksventrikulären Myokards [modifiziert nach 16]

ABB. 3.25

ABB. 3.26

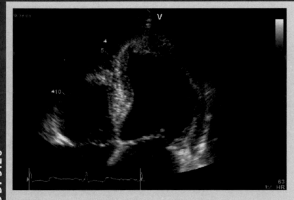

Fehlen der Dickenzunahme und der Wandbewegung der lateralen Wandsegmente des linken Ventrikels

vasiv, wenn man vom Transösophagealen Echo absieht, und weisen daher kaum Komplikationen oder gar eine Strahlenbelastung auf (Tabelle 3.2), so trifft dies für die Herzkatheter-Untersuchung nicht zu:

- Sie ist invasiv, d. h. eine Punktion einer großen Arterie und/oder Vene sind nötig.
- Damit weist sie eine höhere, wenn auch heute noch immer geringe (< 1%) Komplikationsrate auf.
- Sie benötigt Kontrastmittel, ähnlich wie die Multi-Slice Computer-Tomographie (MS-CT), was eine potentielle Gefahr für die Nierenfunktion darstellt (Tabelle 3.2).
- Sie stellt eine Strahlenbelastung mit Röntgen-Strahlen dar (Tabelle 3.2), die klar indiziert angewendet werden soll.

- Sie ist daher für die Verlaufskontrolle z. B. einer HI-Therapie nicht geeignet.
- Es gibt andere Methoden, die über LV-EF, Hämodynamik, Wandbewegungsstörungen etc. nicht-invasiv (Echo) oder mit geringeren Belastungen und Komplikationsraten (MR) Aufschluss geben.

Andererseits erfasst man mit der Herzkatheter-Untersuchung relativ exakt

- die Hämodynamik durch Messen der Drucke und O_2-Sättigungen in den verschiedenen arteriellen und venösen Herzabschnitten und somit die
  - EF, LV-EDP, HMV, Herzindex, (Lungen-Gefäß-)Widerstände, Shunts etc.;
- mittels Ventrikulographie (Injektion von KM in die linke Herzkammer)
  - die Wandbewegung in den diversen Abschnitten des linken Ventrikels

TABELLE 3.2

WERTIGKEIT BILDGEBENDER VERFAHREN BEI HERZINSUFFIZIENZ

Parameter	Echo	HK	Isotopen	MR	MS-CT
Invasiv	nein	ja	nein	nein	nein
KM	+ −	++	−	+	++
Strahlen	keine	Rö	Isotop.	nein	Rö
LV-EF	++	++	++	++	−
LV-EDP	+	++	−	+	−
HMV	++	++	−	+	−
Wandbewegung	++	++	+ −	+	+
Verlauf	++	+	+	+	−
Therapie	++	+ −	+ −	+ −	+ −
Koronarien	−	++	−	−	+ −

HK = Herzkatheter; *MR* = Kardiales Magnet-Resonanz-Imaging; *MS-CT* = kardiale Multislice Computer-Tomographie; *KM* = Kontrastmittel; *LV-EF* = linksventrikuläre Auswurffraktion; *LV-EDP* = linksventrikulärer enddiastolischer Druck; *HMV* = Herzminutenvolumen (= Herzfrequenz x Schlagvolumen); *Wandb.* = Wandbewegung

- Normo-, Hypo-, A-, Dys-Kinesie (Aneurysma)
- Die Regurgitation von Volumen in den linken Vorhof
  - Mitralinsuffizienz vom hämodynamischen Schweregrad 0–IV
- Mittels Coronar-Angiographie
  - Morphologische Veränderungen der epikardialen Koronarien
    - DD ischämische CMP vs. DCM plus KHK etc.
- Mittels Elektrophysiologischer Untersuchungen
  - Eventuelle einer CMP zugrunde liegende Arrhythmien
    - Tachykardie-induzierte CMP
    - Bradykardie-induzierte CMP.

So vielfältig die diagnostischen Möglichkeiten einer Herzkatheter-Untersuchung sind, so exakt muss diese geplant werden und indiziert sein. Vor allem müssen vorher Vor- und Nachteile, Nutzen und Risiken exakt abgewogen werden!

Grundsätzlich erfüllt die Echokardiographie viele dieser diagnostischen Anforderungen und hat daher heute weitgehend die HK-Untersuchung bei der Herzinsuffizienz abgelöst.

Andererseits sollte jeder Pat. mit der Diagnose HI einmal einer Koronar-Angiographie (oder einer MS-Computertomographie, s. 3.3.7) zum Ausschluss bzw. zur Verifizierung einer KHK unterzogen werden.

3.3.6 Kardiales Magnetresonanz-Imaging (CMR) (Tabelle 3.2)

Das CMR ist ein nicht-invasives bildgebendes Untersuchungsverfahren, welches durch seine Genauigkeit und Reproduzierbarkeit sogar dem Echo in vielen Belangen überlegen ist [2].

Mit dem CMR werden nicht nur die LV-EF und andere hämodynamische Parameter erfasst, sondern auch regionale Wandbewegungsstörungen und Klappendysfunktionen, z. B. eine Mitralinsuffizienz.

Darüber hinaus lässt sich diese Methode auch für Vitalitäts-Prüfungen des Myokards z. B. nach einem Myokardinfarkt einsetzen, wobei die CMR Fragen nach der Rest-Vitalität vermeintlichen Narbengewebes durch Erfassung des sog. „late enhancements" beantworten kann. Somit hilft die CMR die Sinnhaftigkeit eventuell ins Auge gefasster Revaskularisations-Maßnahmen (Bypass-Operation, Dilatation) zu klären. Ferner hilft die CMR bei der Diagnose verschiedener Formen der CMP wie z. B. der ARVD (arrhythmogenen rechts-ventrikulären Dysplasie) mit Fetteinlagerungen im Myokard des rechten Ventrikels, aber auch zur Differentialdiagnose einer Myokarditis.

Limitiert wird die Anwendung dieser Methode einerseits durch

■ die Verfügbarkeit geeigneter Geräte (mindestens 1,5 Tesla), der dazugehörigen Software und der entsprechend ausgebildeten Spezialisten (Radiologen oder Kardiologen),
■ durch die Liegedauer des Pat. in äußerst beengten Verhältnissen,

■ (ungeeignet: claustrophobische Patienten; daher die Entwicklung sog. „offener MR-Geräte"),
■ Atemanhalten,
■ durch metallische Implantate.
  ■ Kontraindiziert: Schrittmacher, Defibrillatoren da durch CMR Rhythmusstörungen ausgelöst werden können [33].
  ■ Herzklappen aber auch Gelenksersätze sind aus nicht-ferro-magnetischen Metallen angefertigt und sollten eigentlich keine Kontraindikation zur CMR darstellen [33].
■ Durch das Kontrastmittel Gadolinium, das bei der CMR verwendet wird, kann es ebenfalls zu nephrotoxischen Reaktionen kommen. Die Nephrotoxizität von Gadolinium-hältigen KM wird zumindest als gleich hoch wie die der bekannteren Jod-hältigen KM erachtet.

Die CMR-Untersuchung ist eine Methode, auf die heute noch immer bei Pat. mit HI vergessen wird, die in Zukunft jedoch in ihrer Aussagekraft und Reproduzierbarkeit dem Echo gleichwertig ist (Tabelle 3.2).

3.3.7 Sonstige diagnostische Verfahren bei Herzinsuffizienz

■ Ergometrie
Belastungsuntersuchungen wie die Ergometrie haben für die Diagnose der HI nur einen beschränkten Wert [2]. Sie geben Hinweise auf das Vorliegen einer koronaren Herzkrankheit, einer Belastungs-Hypertonie, aber auch durch Leistungs-

3. Klinik der Herzinsuffizienz

Verbesserung auf eine erfolgreiche Therapie der manifesten HI. Andererseits schließt eine unauffällige Ergometrie eine manifeste HI aus [2].

■ **6-Minuten-Geh-Test (6-MGT, 6 minutes walk test)**
Beim Symptom-limitierten 6-MGT wird die genaue Weglänge mit z.B. einem Messrad erfasst, die der Patient innerhalb von exakt 6 Minuten zurücklegt [34]. Eine Verlängerung der Wegstrecke wird als objektive Verbesserung der durch die HI limitierten Leistungsfähigkeit angesehen. Er ist heute Standard bei Pat. mit HI und eine Ergänzung zur subjektiven NYHA-Klassifikation [35].

■ **Lungenfunktion**
Erweist sich in der Differentialdiagnose nach einer pulmonalen Ursache der Dyspnoe als wenig aufwendig und zweckentsprechend. Damit wird die Art und das Ausmaß einer zusätzlichen aber auch ausschließlichen pulmonalen Komponente zur Differenzierung des Leitsymptoms ermöglicht.
Zur Diagnose der HI ist die Bestimmung der Lungenfunktions-Parameter nicht notwendig, jedoch – wie erwähnt – zur Abgrenzung gegenüber pulmonalen Erkrankungen, vor allem der COPD.

■ **Isotopen-Untersuchungen**
Grundsätzlich werden durch Isotope radioaktive Strahlen mit Halbwertszeiten von Stunden ausgesandt (Tabelle 3.2), der Patient wird also einer gewissen Strahlenbelastung, die bei der Indikationsstellung

zur Untersuchung auch berücksichtigt werden muss, ausgesetzt.

■ **Technetium-Radionuklid-Ventrikulographie (Tc-RNV)**
Bei der TC-RNV können die LV-EF, aber auch die rechts-ventrikuläre EF (RV-EF) numerisch bestimmt werden und gleichzeitig Auskünfte über die Wandbewegung der einzelnen Myokardabschnitte gegeben werden. Da dies ohne Strahlenbelastung und kostengünstiger durch die weiter verbreitete Echokardiographie ebenfalls erreicht werden kann, ist die TC-RNV in der Diagnostik der HI stark in den Hintergrund getreten, wenngleich sie immer noch eine genaue und probate Methode zur Beurteilung der Ventrikel-Funktionen ist.

■ **Thallium-Myokard-Szintigraphie (Th-M-Szinti)**
Das Isotop Thallium (Th) verhält sich überaus ähnlich dem Kalium und lagert sich in vitale Myokardzellen ein. Reichert sich das Isotop sowohl nach Belastung (medikamentös mit Dipyridamol/Persantin® oder durch eine Ergometrie) als auch nach einer 2–3-stündigen Ruhephase nicht in einem bestimmten Herzabschnitt an, dann besteht eine sog. *irreversible Ischämie* als Ausdruck einer Infarktnarbe. Kommt es jedoch zu einer Einlagerung des Th in ein unter Belastung nicht perfundiertes Areal, dann spricht man von einer *reversiblen Ischämie*, welche Ausdruck einer funktionell wirksamen

Koronar-Stenose sein kann. Zur anatomisch-morphologischen Abklärung derselben ist dann eine Koronarangiographie nötig.

Die Th-M-Szinti dient daher der Abklärung der Ätiologie einer HI – ischämisch versus non-ischämisch –, bzw. der Erfassung einer zusätzlichen KHK, nicht jedoch zur Diagnostik der HI selbst. Sie wird daher mit dieser spezifischen Fragestellung – Ischämie vs. Non-Ischämie – durchgeführt und gehört nicht zum primären Armamentarium der HI-Diagnostik.

■ Positronen-Emissions-Tomographie (PET)

Die PET wird zur „Viabilitäts"-Prüfung einer vermeintlichen Infarktnarbe verwendet. Beispielsweise wird damit die Frage beantwortet, ob bei Vorliegen einer echokardiographischen bzw. angiographischen Akinesie nach einem Herzinfarkt eine PTCA bzw. eine Bypassoperation des infarktbezogenen Gefäßes Sinn macht. Ähnliche Informationen erhält man mit dem CMR, jedoch ohne Strahlenbelastung. Auch diese Untersuchungsmethode ist mehr bei der KHK relevant als in der Diagnostik der HI.

■ Kardiale Multislice Computer-Tomographie (MS-CT)

Die MS-CT ist ein Röntgenverfahren (Tabelle 3.2), das neben hämodynamischen Parametern derzeit den Schwerpunkt in der nicht-invasiven Erfassung anatomischer Veränderungen der großen epi-

kardialen Koronararterien hat. Zur Darstellung der Gefäße muss iv. KM verabreicht werden (Tabelle 3.2). Die Technik wird immer aufwendiger: Neben den 16-slice Detektoren stehen derzeit schon 64-Zeiler und sog. Dual-Source Geräte zur Verfügung, die die Aufnahmezeiten aber auch die hohen Strahlenbelastungen (1 MS-CT = 1 Persantin-Thallium = 1 PTCA = 1.000 Thorax-Röntgen) reduzieren.

Das aufwendige Post-Processing, also die Analyse der digitalen Datensätze, erfordert entsprechend geschulte Radiologen bzw. Kardiologen.

Neben der Strahlen- und KM-Belastung wird die MS-CT auch durch Koronarkalk limitiert: Kalzifikationen der Koronarien gehen zwar mit einer höheren Prävalenz einer signifikanten KHK einher. Im Einzelfall lässt sich aus der Verkalkung wohl die Lokalisation jedoch nicht der Stenosegrad, die Morphologie, ja ob überhaupt eine signifikante Stenose vorliegt, erfassen. Bei einem Agatston-Score von >400, welches die Verkalkung quantifiziert, ist eine weitere Analyse der Koronargefäße mittels MS-CT nur mehr eingeschränkt möglich. Schließlich können Interventionen ausschließlich invasiv mittels Herzkatheter durchgeführt werden.

Die MS-CT ist ein Verfahren, das zukünftig seine Meriten unter Berücksichtigung der limitierenden Fakten (Strahlen, KM, Kalk, keine Interventionen) in der Erfassung und Beurteilung der KHK haben wird. Zur Diagnostik der HI trägt die MS-CT derzeit insofern bei, als ein unauffälliger MS-CT-Befund eine signifikante KHK überaus unwahrscheinlich macht.

3. Klinik der Herzinsuffizienz

■ Erfassung der gesundheits-bezogenen Lebensqualität (HR-QoL)
Ziele jeder therapeutischen Intervention sind 1. Verlängerung einer verkürzten Lebenserwartung, also Reduktion einer erhöhten Mortalität und 2. Verbesserung einer durch die Erkrankung, durch das Leiden eingeschränkten Lebensqualität (Quality of Life, QoL), so auch bei der HI. Um eine Qualitätssicherung der Effizienz einer Therapie bei Pat. mit HI durchführen zu können, reicht die rein subjektive Erfassung des NYHA-Grades vor und unter einer Therapie wohl für die tägliche Praxis aus, wurde aber in der Vergangenheit durch die Entwicklung verschiedener Tests zur Überprüfung der „Gesundheits-bezogenen" (Health related) QoL erweitert [36]. Neben den verschiedenen Definitionen der Lebensqualität kristallisieren sich aus der Unmenge an publizierten Testverfahren einige heraus, die in Studien öfter Anwendung fanden: Medical Outcome Survey SF 36, Nottingham Health Performance, QoL-Index –Cardiac Version. Es wundert daher nicht, wenn diese Testverfahren in einer so wichtigen Frage nach der Verbesserung der QoL durch unser therapeutisches Vorgehen kaum in der Praxis Anwendung findet [36].

3.4 Rationelles diagnostisches Vorgehen bei der HI

Die Komplexität der Herzinsuffizienz als Syndrom erfordert ein rationelles, diagnostische Vorgehen, um rasch und kos-teneffektiv die für die Auswahl einer lebensqualitäts-verbessernden und lebensverlängernden Therapiestrategie benötigten Informationen zu haben.

Symptome (Kapitel 3.1) und klinische Zeichen (Kapitel 3.2) stehen zunächst im Vordergrund, sei es dass der Arzt deswegen vom Patienten aufgesucht wird, sei es dass dieser jenen aus anderen Gründen untersucht und klinische Verdachtszeichen auf das Vorliegen einer HI findet (Abb. 3.27) [2]. Dyspnoe und Müdigkeit lassen sich bereits anamnestisch genauer den unterschiedlichen und möglichen Krankheitsbildern zuordnen. Die klinisch physikalische Krankenuntersuchungen, der Status praesens also (Kapitel 3.2), lässt noch vor dem Einsatz der Hilfsuntersuchungen Hinweise auf eine mögliche Differenzierung der Leitsymptome zu (Abb. 3.1).

Diese Ergebnisse der Anamnese und des Status werden nunmehr ergänzt durch einfache Hilfsuntersuchungen wie NT-BNP (Kapitel 3.3.1), Herz-Lungen-Röntgen (Kapitel 3.3.2) und EKG (Kapitel 3.3.3) (Abb. 3.27).

Jetzt wird die erste Zwischenbilanz gezogen:

■ Sind diese ersten Tests der Hilfsuntersuchungen unauffällig, dann ist – trotz Symptome und klinischen Zeichen – die Verdachtsdiagnose einer HI unwahrscheinlich (Abb. 3.27).
■ Anders verhält es sich bei auffälligen, pathologischen Ergebnissen, die eine HI nicht ausschließen, ja sogar wahrscheinlicher werden lassen:

DIAGNOSE-ALGORITHMUS BEI CHRONISCHER HERZINSUFFIZIENZ [2]

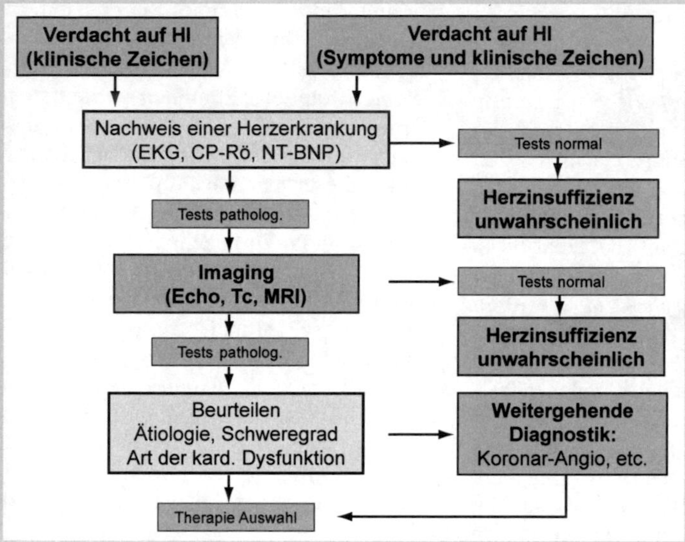

Verdacht auf HI (klinische Zeichen)

Verdacht auf HI (Symptome und klinische Zeichen)

Nachweis einer Herzerkrankung (EKG, CP-Rö, NT-BNP) → Tests normal

Tests patholog. → Herzinsuffizienz unwahrscheinlich

Imaging (Echo, Tc, MRI) → Tests normal

Tests patholog. → Herzinsuffizienz unwahrscheinlich

Beurteilen Ätiologie, Schweregrad Art der kard. Dysfunktion → Weitergehende Diagnostik: Koronar-Angio, etc.

Therapie Auswahl

ABB. 3.27

Jetzt werden weitere Hilfsuntersuchungen veranlasst, vor allem das Echo (Kapitel 3.3.4), das zumindest gleichwertige, wenn nicht bessere Ergebnisse liefert, als eine Radio-Nuklid-Ventrikulographie mit Tc (Kapitel 3.3.7) (Abb. 3.27). (Auch wenn die Richtlinien der ESC [2] zu diesem Zeitpunkt neben dem Echo auch das TC und sogar die MR-Untersuchung vorsehen, wird sich der Untersuchungsgang zu diesem Zeitpunkt vor allem auf die rasch und zuverlässig vorliegende Echokardiographie beschränken!)

■ Zeigt das Echo eine gute LV-EF und sonst keine pathologischen, mit einer HI korrelierenden Befunde, so ist eine HI als Ursache der Klinik bzw. der Symptome unwahrscheinlich geworden.

■ Anders, wenn auch das Echo durch eine herabgesetzte LV-EF, die Verdachtsdiagnose einer HI als Ursache der Klinik und Symptomatik erhärtet.

Jetzt steht die Diagnose einer HI weitgehend fest. Ätiologie, Art der kardialen Dysfunktion und Schweregrad müssen

3. Klinik der Herzinsuffizienz

nun zur Entscheidungshilfe der einzuschlagenden Therapiestrategie vor deren Beginn erhoben werden (Abb. 3.27).

Bezüglich der ätiologischen Mannigfaltigkeit einer HI sei auf Abb. 3.1. verwiesen. Eine Herzkatheter-Untersuchung mit Koronarangiographie ist zu diesem Zeitpunkt indiziert und sollte zumindest einmal bei jedem Pat. mit einer HI zur Verifizierung bzw. zum Ausschluss einer KHK durchgeführt werden (Kapitel 3.3.5) (Abb. 3.27) [2]. Bei spezifischen Fragestellungen macht es auch Sinn, andere Methoden einzusetzen, wie CMR (Kapitel 3.3.6) [33], Ergometrie, Isotopen-Untersuchungen und MS-CT (Kapitel 3.3.7).

Hinsichtlich des klinischen Schweregrades einer HI (Abb. 3.27) kann die Klassifizierung nach der NYHA-Einteilung durch einen 6-Minuten-Geh-Test (Kapitel 3.3.7) [34, 35] bzw. durch einen derzeit selten verwendeten Test zur Erfassung der gesundheits-bezogenen QoL (Kapitel 3.3.7) [36] ergänzt werden.

Dieses Vorgehen sollte ausreichen, um zur Entscheidung für eine individuell dem Patienten angepasste Therapie-Strategie zu kommen. Einem gezielten therapeutischen Vorgehen sowohl zur Verbesserung der Lebensqualität als auch der Lebenserwartung sollte nun nichts mehr im Wege stehen!

4. Therapie der Herzinsuffizienz unter besonderer Berücksichtigung der Lebensqualität und Prognose

4.1 Therapieziele

Was ist wichtiger – die Diagnose oder die Therapie? Aus der Sicht des Arztes selbstverständlich ohne Diagnose keine Therapie. Der Patient hingegen möchte von seinen Beschwerden befreit werden, möchte länger Leben. Die „schöne" Diagnose nützt ihm nichts, an der ist er grundsätzlich nicht interessiert. Für den Arzt ist sie die Voraussetzung für therapeutische Maßnahmen. Die Polymorbidität, also Erkrankungen mehrerer Organsysteme gleichzeitig erschwert gezielte therapeutische Maßnahmen: Korreliert das Leitsymptom mit der festgestellten Erkrankung, wenn ja mit welcher oder lassen sich Symptome nicht mit dem festgestellten Erkrankungsbild in Einklang bringen? Was ist die Ursache der Dyspnoe, des Schwindels, des Schmerzes usw.? Gerade die Herzinsuffizienz (HI) als komplexes, klinisches Syndrom stellt uns immer wieder vor neue Herausforderungen hinsichtlich der Auswahl therapeutischer Maßnahmen aus dem umfangreichen uns heute zur Verfügung stehenden Armamentarium.

Da ist eine Zieldefinition unbedingt notwendig: Was wollen und können wir mit unseren therapeutischen Maßnahmen erreichen?

■ **Verbesserung der Lebensqualität (QoL)** (s. auch Kapitel 3.3.7): Diese steht meistens beim Patienten im Vordergrund. Er möchte seine Symptome wieder los werden und sich – wie früher – voll belasten können. Lebensqualität lässt sich schwer quantifizieren. Daher gibt es wenig exakt Messbares und wenig zur

Entscheidungsfindung hilfreiche Resultate, wenngleich immer mehr Studien diese berücksichtigen. (Beispielsweise beurteilten die CRT-Studien zunächst die Lebensqualität durch die kardiale Resynchronisation, dann erst die Auswirkungen auf die Mortalität.)

■ **Verlängerung des (Über-)Lebens:** Neben einer entsprechenden QoL möchten die Menschen möglichst lange leben. Dies zu gewährleisten ist Aufgabe der Medizin, der Ärzte. Bei einem Krankheitsbild wie der HI mit einer sehr schlechten Prognose (s. Kapitel 1.3 und 1.4) sollten therapeutische Maßnahmen zu einer messbaren Verlängerung des Überlebens dieser Patienten führen. Dies ist mittels verschiedener Tests, vor allem der Überlebenskurven mit der Kaplan-Meyer Statistik messbar. Dieses Verfahren ist Grundlage der evidenzbasierten Therapiestrategien und Therapierichtlinien.

Neben diesen Hauptzielen einer Therapie sind weitere Ziele

■ die Progredienz der Grundkrankheit zumindest zu verlangsamen, zum Stillstand oder gar zur Regression zu bringen und
■ Risikofaktoren, die zu diesem Leiden geführt haben, auszuschalten.

4.1.1 Die Entwicklung der HI-Therapie

geht einher mit neuen wirksamen Medikamenten und mit technischen Fortschritten (Abb. 4.1): Standen in den 40er Jahren praktisch nur *Digitalis* und *Hg-hältige*

4. Therapie der Herzinsuffizienz

Diuretika zur Verfügung, deren Zielorgane primär die Nieren waren, so konnten durch Einführung der hämodynamischen Überwachung *Vasodilatatoren* wie Nitroglycerin und Dihydralazin und auch andere *positive Inotropika* wie Dopamin, Dobutamin und später die Phosphor-Diesterase-Hemmer, nicht nur neue, nunmehr hämodynamische Erkenntnisse der HI gewonnen werden, sondern auch das Überleben kurzfristig verlängert werden. Einen Meilenstein stellte die Entwicklung der neuen Diuretika, der Thiazide und vor allem der *Schleifen-Diuretika* dar, die zusätzlich zu den Vasodilatantien der Wasserretention nunmehr suffizient entgegenwirkten und die über die Verminderung der Wandspannung im Herzen zu einer weiteren Entlastung führten. Vor- und Nach-Last wurden zu Begriffen des täglichen Umgangs bei der Therapie der HI. Die erste *Herztransplantation*, durchgeführt 1967 in Südafrika durch Ch. Barnard löste einen Boom aus, der erst durch Erkenntnisse, dass die gegen eine Abstoßung des transplantierten Organs verwendeten Medikamente karzinogen waren und dass in einem doch beträchtliche Ausmaße dadurch auch Nierenschädigungen hervorgerufen wurden, wieder zurückging (s. Kapitel 6.3).

Unterstützt wurde diese Entwicklung durch die Ergebnisse der *neurohormonalen Blockade* als Grundlage der HI-Therapie in den 90er Jahren. Bald war klar, dass ACE-Hemmer und die gleichwertigen, jedoch besser verträglicheren, aber teureren An-

---

ENTWICKLUNG UNTERSCHIEDLICHER THERAPIESTRATEGIEN BEI HERZINSUFFIZIENZ

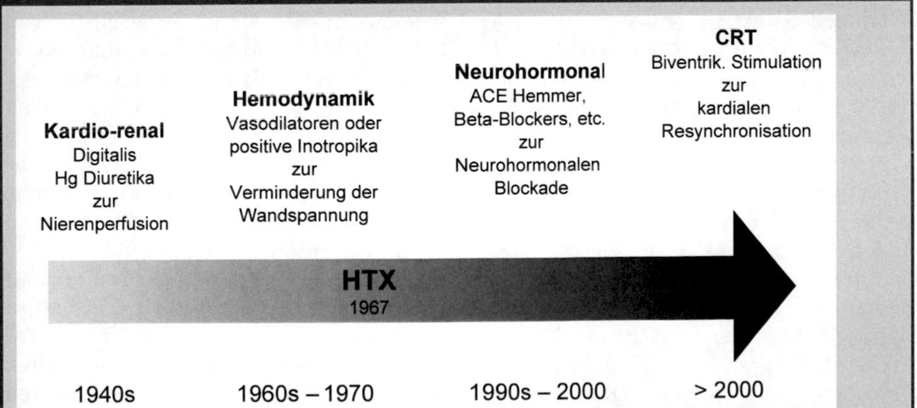

Kardio-renal Digitalis Hg Diuretika zur Nierenperfusion	**Hemodynamik** Vasodilatoren oder positive Inotropika zur Verminderung der Wandspannung	**Neurohormonal** ACE Hemmer, Beta-Blockers, etc. zur Neurohormonalen Blockade	**CRT** Biventrik. Stimulation zur kardialen Resynchronisation

HTX 1967

1940s	1960s – 1970	1990s – 2000	> 2000

ABB. 4.1

giotensin-Rezeptor-Blocker (ARB) zu einer signifikanten Verbesserung der Prognose und auch der Lebensqualität beitrugen. Dass jedoch der wegen seiner negativen Inotropie bisher kontraindizierte Beta-Blocker plötzlich ebenfalls durch Blockade der Sympathikus-Stimulation mortalitätssenkend wirkte, erforderte ein Umdenken. Heute ist die Neurohormonale Blockade Basis einer modernen HI-Therapie.

Schließlich half die Echokardiographie die hämodynamisch deletäre asynchrone Kontraktion eines insuffizienten linken Ventrikels zu erkennen. Erstmals wurde ein Schrittmacher nicht primär zur Therapie einer Rhythmusstörung, sondern zur Verbesserung der Hämodynamik eingesetzt. Die Implantation einer weiteren, den linken Ventrikel stimulierenden Sonde ließ bei der sog. *kardialen Resynchronisations-Therapie* die Wände des linken Ventrikel wieder synchron kontrahieren und verbesserte somit die hämodynamische Leistung des Herzens. Auch diese Therapiestrategie erwies sich nicht nur als lebensqualitäts-verbessernd, sondern auch als mortalitäts-senkend (s. Kapitel 5.2) (Abb. 4.1).

Zusammenfassend sind Therapieentscheidungen und das Führen einer Therapie bei Pat. mit dem Syndrom HI komplexe Verfahren, bei der eine Vielzahl von Faktoren laufend berücksichtigt werden müssen. Es ist daher notwendig, das medizinische/ärztliche Wissen und Können (knowledge) geschickt (skillness) nach ethischen Gesichtspunkten (attitude) zum Wohle der Patienten einzusetzen.

Die Therapiestrategien bei der HI reichen von sinnvollen zu nicht (mehr) indizierten Medikamenten, beinhalten implantierbare Geräte und operative Verfahren und lassen schließlich physikalische Maßnahmen für diese Patientengruppe ebenfalls und neuerdings sinnvoll erscheinen (Tabelle 4.1).

4.2 „Neurohormonale Blockade"

Neben der (intermittierenden) diuretischen Therapie ist die neurohormonale Blockade heute das Fundament der medikamentösen Therapie der HI, das sowohl zu einer Verbesserung der QoL als auch der Überlebensrate führt.

Die HI stimuliert die Ausschüttung der Neurohormone, sowohl des Sympathikus mit den dazugehörenden Katecholaminen (Norepinephrin und Epinephrin sind bei HI im Plasma erhöht, es kommt zur Insuffizienz-Tachykardie usw.), als auch des Renin-Angiotensin-Aldosteron-Systems (RAAS) (Abb. 4.2) [27]. Die Folgen sind Vasokonstriktion mit Natrium- und Wasser-Retention, was wieder zu einer Zunahme der Vor- und Nachlast führt. Das fördert die Myokardhypertrophie und, da das Koronar-Volumen nicht zunimmt, die Ischämie. Hier schließt sich der Kreislauf, denn beides verschlechtert die HI (Abb. 4.2).

Es macht daher Sinn, diesen Kreislauf an einer oder mehreren Stellen zu unterbrechen.

Da wären nun einmal die Beta-Blocker, die eben am Sympathikus ansetzen und diesen teilweise oder ganz blockieren.

4. Therapie der Herzinsuffizienz

TABELLE 4.1

Die ACE-Hemmer greifen in die Umwandlung des Angiotensin I ins Angiotensin II ein und blockieren diese (Abb. 4.3) [37, 38]. Andererseits wird aber auch der Abbau des Bradykinins zu inaktiven Fragmenten gehemmt, sodass sich Bradykinin als Nebeneffekt anhäuft und sowohl den typischen ACE-Hemmer Husten, als auch das nach längerer Verabreichung, jedoch dann plötzlich auftretende und manchmal lebensbedrohliche Angioödem auslösen kann.

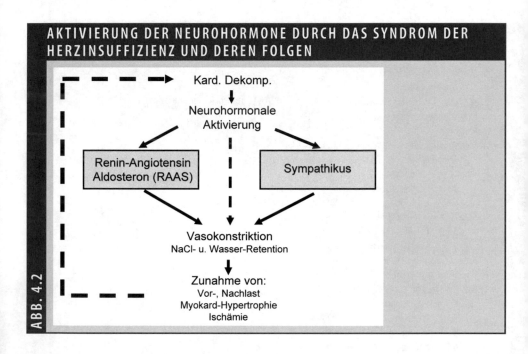

ABB. 4.2

AKTIVIERUNG DER NEUROHORMONE DURCH DAS SYNDROM DER HERZINSUFFIZIENZ UND DEREN FOLGEN

Kard. Dekomp.

Neurohormonale Aktivierung

Renin-Angiotensin Aldosteron (RAAS)

Sympathikus

Vasokonstriktion
NaCl- u. Wasser-Retention

Zunahme von:
Vor-, Nachlast
Myokard-Hypertrophie
Ischämie

Angiotensin II stimuliert die verschiedenen Angiotensin-Rezeptoren mit den unterschiedlichen Auswirkungen, den negativen der AT 1-Rezeptoren, nämlich der Verstärkung der Vasokonstriktion, der Stimulierung des Zellwachstums, der weiteren Aktivierung des Sympathikus und der Natrium- bzw. Wasser-Retention, aber auch den positiven Effekten der AT 2-Rezeptoren (Abb. 4.3). Die Gruppe der sogenannten Angiotensin-Rezeptor-Blocker (ARB) wirkt gerade auf diese AT 1-Rezeptoren hemmend und verstärken damit den vasodilatierenden und antiproliferativen Effekt der AT 2-Rezeptoren (Abb. 4.3).

Letztendiglich hemmen Aldosteron-Antagonisten die Freisetzung des Aldosterons mit seinen Na- und Wasser-retinierenden Eigenschaften, wirken dadurch diuretisch und gleichzeitig auch Kaliumsparend.

Die neurohormonale Blockade als medikamentöse Basis der HI besteht daher in der Verabreichung von Beta-Blockern, ACE-Hemmen und/oder ARB gemeinsam mit niedrig dosierten Aldosteron-Antagonisten.

Natürlich ist gerade bei diesen Kombinationen die Nierenfunktion, insbesondere das Kreatinin und das Serum–Kalium

4. Therapie der Herzinsuffizienz

ABB. 4.3

RENIN-ANGIOTENSIN-ALDOSTERON-SYSTEM

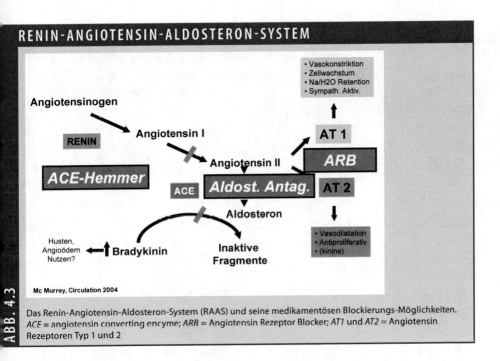

Das Renin-Angiotensin-Aldosteron-System (RAAS) und seine medikamentösen Blockierungs-Möglichkeiten. *ACE* = angiotensin converting encyme; *ARB* = Angiotensin Rezeptor Blocker; *AT1* und *AT2* = Angiotensin Rezeptoren Typ 1 und 2

laufend im Auge zu behalten, um ein medikamenteninduziertes Nierenversagen oder eine Hyperkaliämie zu vermeiden.

4.2.1 ACE-Hemmer

blockieren kompetitive die Konversion von Angiotensin I zu Angiotensin II. Sie reduzieren auch die Aldosteron- und Vasopressin-Sekretion und vermindern den Sympathikotonus (Abb. 4.3). Andererseits greifen sie nicht in die Auswirkungen des Angiotensin II auf die Angiotensin Rezeptoren AT1 und AT2 ein. Auch auf an-

dere Komponenten des RAAS haben sie keinen Einfluss [39]. Zusätzlich erhöhen sie den Bradykinin-Spiegel durch Hemmung der Kininase II, was wieder zur Freisetzung von NO und vasoaktiven Prostaglandinen (Prostacyclin, Prostaglandin E2) mit vasodilatatorischen Eigenschaften führt.

ACE-Hemmer setzen den peripheren Gefäßwiderstand herab, forcieren die Natriurese ohne dass die Herzfrequenz signifikant beeinflusst würde [39].

Die Pharmakokinetik der ACE-Hemmer (Tabelle 4.2) weist auf Resorptionsraten

PHARMAKOLOGISCHE EIGENSCHAFTEN VERSCHIEDENER ACE-HEMMER [39]

Medikament	Eliminat. HWZ	Renale Elimination (%)	Standard Dosis (mg)	Dosis (mg) bei Niereninsuff. (KrCl 10–30 ml/min)
Sulfhydryl-Gruppe				
Benazepril	11	85	2,5–20 (2 x tgl.)	2,5–10 (2 x tgl.)
Captopril	2	95	25–100 (3 x tgl.	6,25–12,5 (3 x tgl.)
Zofenopril	4,5	60	7,5–30 (2 x tgl.)	7,5–30 (2 x tg.)
Carboxyl-Gruppe				
Cilazapril	10	80	1,25–5 tgl.	0,5–2,5 tgl.
Enalapril	11	88	2,5–20 (2 x tgl.)	2,5–20 (2 x tgl.)
Lisinopril	12	70	2,5–10 tgl.	2,5–5 tgl.
Perindopril	>24	75	4–8 tgl.	2 tgl.
Quinapril	2–4	75	10–40 tgl.	2,5–5 tgl.
Ramipril	8–14	85	2,5–10 tgl.	1,25–5 tgl.
Spirapril	1,6	50	3–6 tgl.	3–6 tgl.
Trandolapril	16–24	15	1–4 tgl.	0,5–1 tgl.
Phosphinyl-Gruppe				
Fosinopril	12	50	10–40 tgl.	10–40 tgl.

HWZ = Halbwerts-Zeit; *KrCl* = Kreatinin Clearance

TABELLE 4.2

zwischen 25–75% hin. Der Spitzen-Plasmaspiegel wird ca. 1–4 Stunden nach der Einnahme erreicht. Die Ausscheidung erfolgt überwiegend über die Leber z.T. nach Metabolisierung in derselben. Fosinopril und einige andere werden gleichermaßen über Leber und Niere ausgeschieden (Tabelle 4.2). Die kürzeste HWZ weist Captopril auf, die längste der Metabolit Ramiprilat.

Therapie-Erfolge

■ ACE-Hemmer verbessern das Überleben und reduzieren signifikant die Mortalität (1 Jahres Mortalität: –37%) (Tabelle 4.3) [2, 5, 41].
■ Sie verringern Symptome (Wohlbefinden +50–80%) und verbessern somit die Lebensqualität und die Belastungstoleranz (NYHA minus 0,5–1) [5];

- Sie verringern die Anzahl der Spitalsaufenthalte (minus 15%) [5].
- ACE-Hemmer sind bei Patienten mit mäßiger und schwerer HI und systolischer LV-Dysfunktion eine Klasse I A Indikation.

Nebenwirkungen der ACE-Hemmer sind

- *Hypotension*, besonders nach der ersten Dosis,
- dann der bekannte und bereits beschriebene, bei ca. 10–15% auftretende trockene *ACE-Hemmer-Husten* durch den fehlenden Abbau des Bradykinins in inaktive Bruchstücke, häufiger bei Frauen und bei Asiaten aufretend,
- ferner eine *Hyperkaliämie* und

- ein akutes Nierenversagen vor allem bei älteren Menschen [39].
- Eine ACE-Hemmer induzierte Proteinurie ist keine Kontraindikation zu deren Anwendung.
- *Angioödeme* finden sich selten, dann im ersten Monat der Verabreichung, können jedoch lebensbedrohliche Ausmaße annehmen.

Medikamenten-Interaktionen

- In Kombination mit Antacida verringert sich die Bioverfügbarkeit der ACE-Hemmer.
- Der vasodilatatorische Effekt der ACE-Hemmer wird durch die Kombination

Mortalitäts-Studien	ACE-Hemmer	Zieldosis	m Tagesdosis
Studien bei HI			
CONSENSUS Trial Study Group, 1987	Enalapril	20 mg (2 x tgl.)	18,4 mg
V-HeFT II, 1991	Enalapril	10 mg (2 x tgl.)	15,0 mg
The SOLVD Investigators, 1991	Enalapril	10 mg (2 x tgl.)	16,6 mg
ATLAS, 1999	Lisinopril	Hohe Dosis: Niedr. Dosis:	32,5–35 mg tgl. 2,5–5 mg tgl.
Studien nach AMI und LV Dysfunktion mit oder ohne HI			
SAVE, 1992	Captopril	50 mg (3 x tgl.)	127 mg
AIRE, 1993	Ramipril	5 mg (2 x tgl.)	(nicht verfügbar)
TRACE, 1995	Trandolapri	4 mg tgl.	(nicht verfügbar)

TABELLE 4.3 Effektive Dosierungen der ACE-Hemmer in großen, kontrollierten HI-Studien bei HI und nach einem akuten Herzinfarkt (AMI) mit LV-Dysfunktion [2]; m = durchschnittlich

mit nicht-steroidalen Antirheumatika reduziert.

- Verständlicherweise kann eine Kombination der ACE-Hemmer mit Aldosteron-Antagonisten bzw. anderen K-sparenden Diuretika zu einer bedrohlichen Hyperkaliämie führen, insbesondere bei älteren Menschen und anderen Patienten mit eingeschränkter Nierenfunktion.
- ACE-Hemmer sollen Plasmaspiegel von Digitalis und Lithium erhöhen.
- Ein negativer Effekt der Kombination mit Acetyl-Salicyl-Säure konnte in einer Meta-Analyse nicht verifiziert werden [39].

Therapie-Empfehlungen

ACE-Hemmer sollten daher entsprechend den Guidelines

- Bei allen Pat. mit symptomat. HI, basierend auf eine LV-Dysfunktion, gegeben werden (Indikation I A);
- Sollen als initiale Therapie verabreicht werden, eventuell zusammen mit Diuretika (Indikation I A);
- Sollen nach einem akuten Herzinfarkt mit Zeichen der kardialen Dekompensation verabreicht werden (Indikation I A) (Tabelle 4.3);
- Auch bei asymptomatischen Patienten mit LV-Dysfunktion (Indikation I A);
- ACE-Hemmer sind kontraindiziert bei
  - bilateraler Nierenarterien-Stenose und
  - bei bekanntem Angioödem auf ACE-Hemmer Medikation (Kontra-Indikation III A) [2].

- Dosierungsempfehlungen mit niedriger Anfangsdosis und anzustrebender Zieldosis häufig verwendeter ACE-Hemmer bei systolischer Dysfunktion finden sich in Tabelle 4.4 [5].

Hinsichtlich des Einsatzes von ACE-Hemmern bei der *diastolischen Herzinsuffizienz* sind die Meinungen derzeit (noch) kontrovers, vor allem durch den Mangel an entsprechenden Studienergebnissen. ACE-Hemmer sollten die diastolische Relaxation des linken Ventrikels verbessern und damit auch die diastolische Dehnung. Weiters sollte ein zusätzlicher Nutzen sowohl durch Hemmung der neuro-endokrinen Stimulation, aber auch durch eine Regression der myogenen Hypertrophie bei langdauernder Verabreichung zu erwarten sein [39].

ACE-Hemmer bei diastolischer Dysfunktion werden heute als Klasse IIa Indikation, jedoch auf einem Evidenzgrad C eingestuft [39]. ARB sind eine alternative Möglichkeit bei diesen Patienten nach der kürzlich publizierten CHARM-preserved Studie [42].

Insgesamt müssen somit bei Pat. mit HI-Symptomen und diastolischer Dysfunktion bei gleichzeitig erhaltener („preserved") links-ventrikulären Funktion noch weitere wissenschaftliche Ergebnisse theoretische Überlegungen unterstützen, um die Indikationsklasse einer ACE-Hemmer Therapie durch eine bessere Evidenz zu erhöhen [39].

Zusammenfassend sind bei Beachtung der Indikationen und Kontraindikationen ACE-Hemmer in der modernen HI-Thera-

4. Therapie der Herzinsuffizienz

TABELLE 4.4

DOSIERUNGSEMPFEHLUNGEN DER HÄUFIG VERWENDETEN ACE-HEMMER [5]	Startdosis (mg)	Zieldosis (mg)
Captopril (SAVE, ISIS 4)	3 x 6,25	3 x 50
Enalapril (CONSENSUS, SOLVD)	2 x 2,5	2 x 10
Lisinopril (ATLAS)	1 x 1,25	1 x 20
Ramipril (AIRE, HOPE)	1 x 1,25	2 x 5

pie die Basis der neurohormonalen Blockade bei Patienten mit einer systolischen links-ventrikulären Dysfunktion.

4.2.2 Angiotensin-Rezeptor-Blocker (ARB)

ACE-Hemmer blockieren nicht Wirkungen von Angiotensin II, die über die Stimulierung der Angiotensin-Rezeptoren (AT1 und AT2) ausgelöst werden (Abb. 4.3) [39]. Um die negativen Effekte auf die HI vor allem der AT1-Rezeptoren mit Vasokonstriktion, gesteigerter Zellproliferation, der Na- und Wasserretention und vor allem der weiteren Stimulierung des Sympathikus hintanzuhalten, wurden spezifische Angiotensin-Rezeptoren-Blocker (ARB) entwickelt.

Der klinische Effekt der ARB ist den ACE-Hemmern gleichzusetzen, wie in diversen direkten Vergleichsstudien nachgewiesen werden konnte [2, 39, 41]. ARB sind nicht besser als ACE-Hemmer, weswegen zu Beginn einer neurohormonalen

Therapie der HI auch weiterhin die Verabreichung von ACE-Hemmern empfohlen wird [2, 5].

Hinsichtlich von Nebenwirkungen werden die ARB besser von den Patienten toleriert, als die ACE-Hemmer (Abb. 4.4). Besonders der ACE-Hemmer-Husten, verursacht durch die Hemmung des Bradykinin-Abbaus und somit Anhäufung desselben, der bei ACE-Hemmer Verabreichung in ca. 10–15% der Anwendungen auftritt, stellt neben der Hypotension, der Hyperkaliämie und dem Nierenversagen den häufigsten Absetzgrund mit 30–36% dar [41]. Verglichen mit den ACE-Hemmern tritt Husten wesentlich seltener bei Verabreichung eines ARB auf und ist somit eine Indikation, um von einem ACE-Hemmer auf einen ARB zu wechseln.

Indikationen zum Einsatz von ARB

Alle derzeit in Österreich verfügbaren ARB (Candesartan, Valsartan, Losartan, Olmesartan, Telmisartan und Eprosartan) sind

69

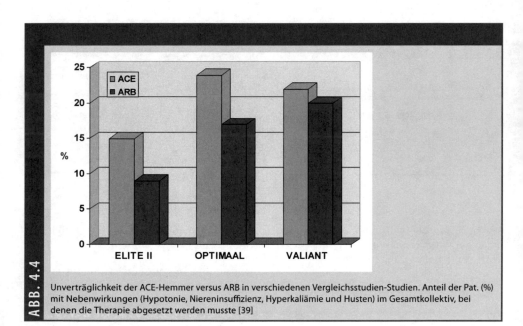

ABB. 4.4

Unverträglichkeit der ACE-Hemmer versus ARB in verschiedenen Vergleichsstudien-Studien. Anteil der Pat. (%) mit Nebenwirkungen (Hypotonie, Niereninsuffizienz, Hyperkaliämie und Husten) im Gesamtkollektiv, bei denen die Therapie abgesetzt werden musste [39]

zur Behandlung der Hypertonie zugelassen, nicht alle jedoch zur Therapie der HI!

- Bei symptomatischer, systolischer HI kann bei ACE-Hemmer-Intoleranz (Husten) auf einen ARB (zugelassen in Österreich derzeit nur: Candesartan, Valsartan oder Losartan) gewechselt werden (Tabelle 4.5) (Indikation I, Evidenz B) [2, 5].
- Einem Patienten mit akutem Herzinfarkt und links-ventrikulärer Dysfunktion mit HI kann statt eines ACE-Hemmers zur Verringerung der Mortalität auch ein ARB (in Österreich ausschließlich

Valsartan) gegeben werden (Indikation I, Evidenz B) [2, 5]. Beides ist äquivalent.
- Eine Kombinations-Therapie von ACE-Hemmern und ARB kann bei Patienten überlegt werden, die trotz ACE-Hemmer weiterhin symptomatisch bleiben, einerseits um die Mortalität (Indikation Klasse IIa, Evidenz B), andererseits um auch die Zahl der Spitalsaufenthalte zu reduzieren (Indikation Klasse I, Evidenz A) [2, 41]. In Österreich sind Valsartan und Candesartan zur Kombination mit einem ACE-Hemmer zugelassen [5].
- Bei HI NYHA III Patienten, die trotz Therapie mit ACE-Hemmern, Betablo-

ckern und Diuretika weiterhin symptomatisch bleiben, gibt es derzeit keine Evidenz, dass der Zusatz von ARB oder Aldosteron-Antagonisten die Mortalität bzw. die Spitalsaufenthalte verringern [5] (Tabelle 4.5).

Bezüglich der Nebenwirkungen und Vorsichtsmaßnahmen sei auf das bei den ACE-Hemmern bereits beschriebene verwiesen.

Zusammenfassend ergänzen die ARB die HI-Therapie. Sie sind hinsichtlich ihrer Wirkung auf die Mortalitäts- und Symptom-Verminderung bei Pat. mit manifester linksventrikulärer systolischer HI den ACE-Hemmern ebenbürtig. Bei ACE-Hemmer-Unverträglichkeit vor allem bei Husten wird häufig auf einen ARB gewechselt. Der ARB stellt auch bei Pat. mit einem akuten Herzinfarkt und reduzierter LV-Funktion eine probate Alternative zum ACE-Hemmer-Einsatz dar. Der ACE-Hemmer kann bei weiterhin symptomatischen Patienten mit einem ARB kombiniert werden. Hinsichtlich der Nierenfunktion und Hyperkaliämie gilt Identes wie beim ACE-Hemmer Einsatz.

4.2.3 Beta-Blocker (BB)

Beta-Blocker (BB) waren wegen ihrer negativ-inotropen Wirkung bis in die 80er Jahre bei Patienten mit einer HI kontraindiziert. Die Aktivierung des sympathischen Nervensystems ist jedoch einer der ersten Kompensations-Mechanismen der HI um die Pumpfunktion des Herzens zu erhalten. Eine anhaltende Aktivierung desselbigen hat jedoch schwere negative Folgen für die Pumpfunktion des Herzens, wie der permanent erhöhte Sauerstoff-Bedarf des Herzmuskels, die renale Na- und somit Wasser-Retention und die Erhöhung der Vor- und Nachlast. Außerdem finden sich erhöhte Plasmaspiegel von Epinephrin und Norepinephrin. Durch viele positive Studien setzte sich die Erkenntnis durch, dass gerade die Beta-Blockade neben der Blockade des RAAS der zweite Pfeiler ist, auf dem die moderne neurohormonale Therapie der HI basiert [2, 5, 11, 40].

BB hemmen nicht-selektiv oder selektiv (beta1- vs. beta2-Blocker) die Effekte der Beta-adrenergen Stimulation an verschiedenen Organen. Die Selektivität ist dosisabhängig und verschwindet bei Anwendung einer höheren Dosis [40]. Manche BB können selbst auch den Sympathikus wieder schwach stimulieren. Diese weisen ein sog. intrinsische, sympathiko-mimetische Aktivität (ISA) auf. Manche BB haben außerdem peripher-vasodilatatorische Eigenschaften über eine zusätzliche alpha1-Rezeptor-Blockade, wie z.B. das Carvedilol oder auch über andere, vom Sympathikus unabhängige Mechanismen, wie z.B. das Bucindolol und das Nebivolol [40].

TABELLE 4.5	Dosierung [5]	
	Candesartan	4–32 mg/Tag
	Valsartan	80–320 mg/Tag
	Losartan	12,5–100 mg/Tag

Wirkmechanismen der BB

BB wirken
- Antihypertensiv
  Über eine Verminderung des Herz-minute-Volumens, durch Hemmung der Renin-Freisetzung und Angiotensin II Produktion, durch Blockade der prä-synaptischen Alpha-Rezeptoren und somit der Norepinephrin-Freisetzung.
- Antiischämisch
  Durch Verminderung des myokardialen O^2-Bedarfs durch Verminderung der Herz-Frequenz, der Muskel-Kontraktilität und des systolischen Blutdrucks. Durch die bradykardisierende Wirkung wird auch die Diastolendauer verlängert und somit die Koronar-Perfusion verbessert.
- Wirkung auf das RAAS
  Verminderung der Renin-, Angiotensin- und Aldosteron-Produktion durch Beta1-Blockade am juxta-glomerulären Apparat der Nieren.
- Verringerung des links-ventrikulären Volumens und Verbesserung der LV-EF [40]
  BB verbessern die Leistung des Herzens durch folgende Mechanismen:
  - Verringerung der Herzfrequenz führt über eine Verlängerung der Diastolendauer zu einer Verbesserung der Koronar-Perfusion.
  - Verminderung des myokardialen O_2-Verbrauchs
  - Eingreifen in den myokardialen Energie-Stoffwechsel durch Verminderung der katecholamin-induzierten Freisetzung freier Fettsäuren aus dem Fettgewebe

  - Up-Regulierung der Beta-Rezeptoren
  - Reduzierung des myokardialen oxidativen Stress [40].
- Antiarrhythmische Effekte durch
  - Verringerung der HF
  - Suppression ektoper, elektrisch aktiver Foci
  - Verzögerung der elektrischen Leitungen
  - Verlängerung der Refraktär-Zeiten im AV-Knoten
  - Verminderung der Katecholamin-Stimulation
  - Verhinderung der katecholamin-induzierten Hypokaliämie
- Weitere Effekt der BB sind
  - Hemmung der Katecholamin-verursachten Apoptose
  - Verminderung der Plättchen-Aggregation
  - Reduktion des auf Plaques ausgeübten mechanischen Stress, somit Vorbeugung gegen Plaque-Rupturen.
  - Manche BB weisen anti-oxidative Eigenschaften auf,
  - Manche hemmen auch die Proliferation der glatten Muskelzellen [40].

Nebenwirkungen der BB

Im Allgemeinen werden BB gut toleriert, können aber vor allem bei höherer Dosierung zu beträchtlichen Nebenwirkungen führen:

- Kardio-vaskuläre Nebenwirkungen
Im Vordergrund stehen Brady-Arrhythmien mit und ohne AV-Blockierungen, die unter Umständen zur Implantation eines

4. Therapie der Herzinsuffizienz

Schrittmachers, auch nach Absetzen des BB, führen können. Eine periphere Vasokonstriktion vor allem bei Patienten mit einer peripheren arteriellen Verschlusskrankheit kann diese verschlechtern bzw. auch ein Reynaud-Phänomen auslösen.

■ Metabolische Effekte
BB maskieren beim Typ-I-Diabetiker Warnsymptome einer Hypoglykämie wie Tremor und Tachykardie. Anderseits zeigt sich unter Carvedilol-Therapie ein Hinauszögern des Beginns eines Diabetes bei Pat. mit HI [40]. Hier überwiegt meist der Nutzen einer BB-Gabe den zu erwartenden Nebenwirkungen.

■ Pulmonale Nebenwirkungen
BB können lebensbedrohliche Asthma-Anfälle auslösen und sind daher grundsätzlich kontraindiziert bei Patienten mit Asthma bronchiale, aber auch bei Pat. mit einer COPD. Auch hier müssen Risiken und Nutzen einer BB-Therapie gegeneinander abgewogen werden: Es empfiehlt sich dabei keinen beta-1 Blocker, wie z. B. das Metoprolol zu verwenden, sondern einen nicht-selektiven BB kombiniert mit einer alpha-Rezeptoren blockierenden Wirkung wie z. B. das Carvedilol bei diesen Patienten einzusetzen [43]. Die Alpha-Blockade fördert eine milde Bronchodilatation, die die BB-induzierte Bronchokonstriktion bei diesen Patienten mit HI und COPD weitgehend konterkariert.

■ Sexuelle Dysfunktionen
Bei manchen Patienten kann eine BB-Therapie zu Impotenz und Libidoverlust führen.

■ Abruptes Absetzen der BB-Therapie
Dabei muss mit einem sogenannten „Rebound-Phänomen" gerechnet werden. Unter chronischer Gabe von BB kommt es zu einer Upregulation der Beta-Rezeptoren. Nach einem abrupten Absetzten der BB stehen somit mehr Rezeptoren für die Katecholamine zur Verfügung. Hypertonie, Arrhythmien, Tachykardie, Angina pectoris und andere Symptome treten als Folge auf [40].

Medikamenten-Interaktionen

■ Aluminium-Salze und Cholestyramin vermindern die Absorption von BB.
■ Alkohol, Phenytoin, Rifampicin, Phenobarbital, aber auch Nikotin induzieren die hepatische Biotransformation und vermindern so die Plasma-Spiegel der BB aber auch die Eliminations-Halbwerts-Zeit vor allem der lipophilen BB.
■ Cimetidin und Hydralazin erhöhen die Bioverfügbarkeit von Propranolol und Metoprolol durch eine Reduktion des hepatischen Blutflusses.
■ Kombinationen mit Antiarrhythmika, mit Diltiazem bzw. Verapamil, die negativ auf den Sinusknoten wirken, sollten vermieden werden.
■ Indomethacin und nicht-steroidale Antirheumatika antagonisieren den antihypertensiven Effekt der BB [40].

Indikationen der BB bei HI

Bei mehr als 15.000 Patienten mit systolischer HI im NYHA-Stadium II–IV wurde in randomisierten Studien der Effekt der Betablockade analysiert (Abb. 4.5A–C).

Additiv zum ACE-Hemmer führten die BB Bisoprolol, Metoprolol-Succinat und Carvedilol zu einer signifikanten Reduktion der kardio-vaskulären Mortalität, der Gesamt-Mortalität, des plötzlichen Herztodes und auch der Herzinsuffizienz [2, 5, 11, 40]. Die Hospitalisierungsrate wurde ebenfalls signifikant reduziert, wie auch die Belastbarkeit erhöht. Diese Ergebnisse konnten auch in den Subgruppen wie Männer/Frauen, Diabetiker, ältere Patienten etc. nachgewiesen werden.

Die Frage, ob mit einem ACE-Hemmer oder mit einem BB begonnen werden soll und dann das andere Medikament dazugenommen wird, wurde dahingehend in der CIBIS 3 Studie beantwortet, dass dies völlig egal ist und sich nicht auf den Endpunkt wie Mortalität etc. auswirkt (Abb. 4.5D) [5].

Es ergeben sich daher für den Einsatz der BB bei systolischer HI folgende Indikationen und Evidenzgrade [2, 5, 11, 40]:

■ Patienten mit systolischer HI unabhängig von deren Ursache (ischämisch vs. non-ischämisch) im klinischen Stadium NYHA II–IV in Kombination mit ACE-Hemmern bzw. ARB und Diuretika, wenn keine Kontraindikation besteht (Indikation I, Evidenz A) [2, 5, 11, 40].
■ Pat. mit einer LV-Dysfunktion nach einem Herzinfarkt im klinischen Stadium NYHA I (ohne Symptome) (Indikation I, Evidenz A) [40].
■ Pat. mit einer LV-Dysfunktion ohne Herzinfarkt im klinischen Stadium NYHA I (ohne Symptome) (Indikation I, Evidenz B) [2, 40].

■ Chronische HI mit erhaltener LV-Funktion („preserved", LVEF ≥40%) zur Reduktion der Herzfrequenz (Indikation IIa, Evidenz C) [2, 40].
■ Akute, jedoch kompensierte HI nach einem akuten Herzinfarkt (Indikation IIa, Evidenz B) [40].
■ Ein nach akuter Dekompensation einer chronischen HI wieder stabilisierter Patient (Indikation I, Evidenz A) [40].
■ Derzeit können für die Therapie der HI ausschließlich folgende BB empfohlen werden (Indikation I, Evidenz A) [2, 11]:
   ■ Bisoprolol, Carvedilol, Metoprolol-Succinat und beim älteren Patienten Nebivolol.

Durchführung einer BB-Therapie bei HI

■ Beginn nur nach Entwässerung und bei stabiler HI und ohne inotrope Medikamente [5, 11].
■ Mit sehr niedriger Dosis (ca. 1/10 der Enddosis) beginnen (Tabelle 4.6), wobei zu Beginn eine vorübergehende klinische Verschlechterung in Kauf genommen werden muss (Abb. 4.6).
■ Verdoppelung der Dosis in Abhängigkeit der Verträglichkeit ca. alle 2 Wochen, eventuell auch später [11].
■ Steigerung entweder bis zur auf Studienergebnissen basierenden Zieldosis bzw. bis zur maximal klinisch tolerablen Dosis [2, 5, 11, 40].
■ Während der Titrationsphase regelmäßige Kontrollen des Gewichtes, der Begleitmedikation und der Nierenfunktionsparameter (BUN, S-Kreatinin, S-Kalium) [11].

PROSPEKTIVE, RANDOMISIERTE UND KONTROLLIERTE BETA-BLOCKER-STUDIEN

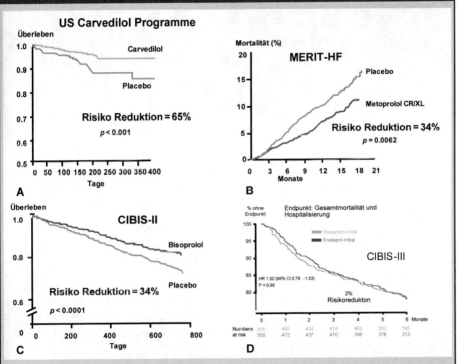

Prospektive, randomisierte und kontrollierte Beta-Blocker-Studien bei chronischer HI. Carvedilol (**A**), Bisoprolol (**B**) und Metoprolol (**C**) reduzieren im Vergleich zu Plazebo signifikant die Mortalität [5, 40]. **D** Es besteht kein Unterschied hinsichtlich eines kombinierten Endpunktes (Gesamt-Mortalität und Rehospitalisierung), ob zuerst mit einem ACE-Hemmer oder mit einem BB die neurohormonale HI -Therapie begonnen wird [5]

BETA-BLOCKER BEI CHRONISCHER HERZINSUFFIZIENZ

TABELLE 4.6

Betablocker	Initialdosis (mg)	Zieldosis (mg)
Bisoprolol	1,25	10
Metoprolol-Succ.	12,5	100
Carvedilol	3,125	50
Nebivolol	1,25	10

Empfohlene Initial- und Zieldosen [2, 5, 11, 40]

■ Aufgrund eines Gen-Polymorphismus metabolisieren ca. 5–10% der Menschen Metoprolol und Carvedilol verzögert, sodass es zu höheren Konzentrationen kommen kann. Eine Umstellung auf Bisoprolol, welches nicht diesem Gen-Polymorphismus unterliegt, kann versucht werden [11].

■ Bei einer bestehenden COPD empfiehlt sich, keinen Beta-1 Blocker (Metoprolol) zu verwenden, sondern einen nichtselektiven BB kombiniert mit einer alpha-Rezeptoren blockierenden Wirkung wie z.B. das Carvedilol bei diesen Patienten einzusetzen [43].

Zusammenfassend sind die BB das zweite Standbein der neurohormonalen Blockade-Therapie bei HI, wobei diese, egal, ob sie als erstes oder erst nach dem ACE-Hemmer bzw. dem ARB eingesetzt werden, zu einem weiteren Nutzen dieser gefährdeten Patientengruppe führen. Es können nicht alle BB verwendet werden. Studienergebnisse liegen für insgesamt vier BB vor, nämlich für Bisoprolol, Carvedilol, Metoprolol-Succinat und beim älteren Patienten Nebivolol, wobei bei Pat. mit einer COPD kein Metoprolol verwendet werden soll. Statt dessen empfiehlt sich beim COPD-Patienten Carvedilol.

Die Anfangsdosis der BB beträgt rund 1/10 der zu erzielenden Erhaltungsdosis. Die Steigerung erfolgt überaus langsam, ca. alle 2 Wochen.

Unter Beachtung der Kontraindikationen lassen sich mit BB weiter die Lebenserwartung und die QoL dieser chronisch links-insuffizienten Patienten verbessern.

4.2.4 Aldosteron-Antagonisten

Aldosteron-Antagonisten greifen ebenfalls in die RAAS-Kaskade ein (Abb. 4.3). Sie hemmen die Umwandlung von Angiotensin II zu Aldosteron. Letzteres ist ein wesentlicher pathophysiologischer Faktor in der Entstehung der HI. Aldosteron-Plasmaspiegel sind bei Pat. mit HI auf das 20-Fache erhöht, verursacht durch eine adrenale Überproduktion, die wieder durch die hohen Plasma-Angiotensin-

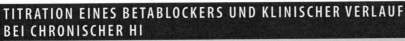

4. Therapie der Herzinsuffizienz

ABB. 4.6

TITRATION EINES BETABLOCKERS UND KLINISCHER VERLAUF BEI CHRONISCHER HI

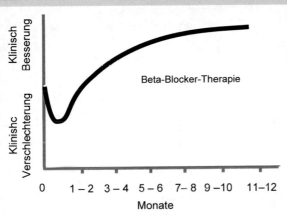

Zu Beginn niedrige Dosis („start low"), die alle 2–4 Wochen gesteigert wird („increase slow"). Klinisch kann es zu Beginn dieser Therapie auch zu einer vorübergehenden Verschlechterung kommen. Initial- und Ziel-Dosen s. Tabelle 4.6

Konzentrationen stimuliert wird [44]. Aldosteron retiniert bekanntlich Na, scheidet K aus, stimuliert Zytokine, das Fibroblasten-Wachstum und den Kollagen-Umsatz mit der Folge einer Verstärkung der vaskulären Myokard-Fibrose und Förderung des ventrikulären Remodellings [44]. Bei Hemmung des Angiotensin-Converting-Enzyms, z.B. durch einen ACE-Hemmer, wird die Aldosteron-Produktion nur vorübergehend supprimiert, das sogenannte „Aldosteron Escape" Phänomen. Die ACE-Hemmung reicht nicht aus. Es muss die Umwandlung von Angiotensin II zu Aldosteron direkt durch die Aldosteron-Antagonisten blockiert werden (Abb. 4.3) [44]. Dieses führt zu einem diuretischen Effekt der Aldosteron-Antagonisten bei HI-Patienten.

Zwei große, randomisierte Studien (RALES und EPHESUS) verglichen die Aldosteron-Antagonisten Spironolacton bzw. Eplerenone mit Plazebo bei Pat. mit schwerer syst. Herzinsuffizienz und konnten zeigen, dass die Gesamtmortalität im Beobachtungszeitraum von 24 bzw. 16 Monaten um absolut 11% bzw. 2,3% signifikant abnahm. Aldosteron-Antagonisten wurden zusätzlich zur Standard-Therapie der HI verabreicht [5, 11, 44].

Somit ergeben sich folgende Indikationen der Aldosteron-Antagonisten bei systolischer HI:

■ Aldosteron-Antagonisten (Spironolacton, RALES-Studie) sind zusätzlich zu ACE-Hemmern, BB und Diuretika bei fortgeschrittener systolischer HI (NYHA III und IV) zur Verbesserung der Prognose und der Morbidität empfohlen (Indikation I, Evidenz B) [2, 5, 11].
■ Aldosteron-Antagonisten (Eplerenone, EPHESUS-Studie) sind zusätzlich zu ACE-Hemmern und BB nach einem akuten Herzinfarkt mit LV-Dysfunktion oder Diabetes zur Reduktion der Mortalität und Morbidität empfohlen (Indikation I, Klasse B) [2, 5, 11].
■ Aldosteron-Antagonisten oder andere Kalium sparende Diuretika finden Anwendung bei trotz ACE-Hemmer-Therapie persistierenden Hypokaliämie (Indikation I, Evidenz C) [11].
■ Aldosteron-Antagonisten potenzieren durch sequentielle Nephronblockade die Diurese [11].

Dosierung und Vorsichtsmaßnahmen

■ Initialdosis niedrig: Spironolacton 12,5–25 mg/Tag, Eplerenone 25 mg/Tag [5, 11]
■ Kontrolle von K (< 5 mmol/l) und Kreatinin (< 250 µmol/l)
  ■ vor Behandlungsbeginn und
  ■ nach 4–6 Tagen,
  ■ bei Dauertherapie alle 3–6 Monate [5, 11]
  ■ Serum Kalium 5–5,5 mmol/l: Halbierung der Dosis; > 5,5 mmol/l Ald.-Antag. Absetzen [5]

■ Erhöhung der Dosis auf 50 mg nach einem Monat bei normalem Kalium und weiter Symptome. Neuerliche K- und Kreatinin-Kontrolle nach einer Woche.
■ Bei Auftreten einer Gynäkomastie unter Spironolacton Wechsel auf Eplerenone [5, 11].

Mit den Aldosteron-Antagonisten zusätzlich zu den ACE-Hemmern, den ARB und den BB ist die neurohormonale Blockade des RAAS als Basistherapie der systolischen, kardialen Dysfunktion mit dem daraus resultierenden Syndrom einer HI abgeschlossen. Sie führt zu einer signifikanten Reduktion der erhöhten Morbidität und Mortalität dieser Patienten, zu einer Verminderung der Hospitalisierungsrate und der Symptome und somit auch zu einer Verbesserung der Lebensqualität.

4.3 Diuretika

Bereits die Aldosteron-Antagonisten werden durch ihre diuretische Wirkung zu den kaliumsparenden Diuretika gezählt, wenngleich sie von ihrer Wirkung her Teil der RAAS-Blockade sind (Abb. 4.3)

Wird die Herzinsuffizienz als ein „.... klinisches Syndrom, charakterisiert durch Belastungs-Symptome und verursacht durch eine Herzerkrankung", definiert [2], so wird im weiteren zwischen einer LV-Dysfunktion und einem Links-Herz-Versagen (LV failure) unterschieden: Finden sich bei ersterem (z.B. im Echo) objektivierbare Zeichen einer systolischen oder diastolischen Funktionsstörung, so dass sich der Ventrikel entweder nicht

4. Therapie der Herzinsuffizienz

entsprechend entleeren oder wieder füllen kann, so stehen bei letzterem Flüssigkeits-retention und Belastungs-Intoleranz im Vordergrund [45].

Ein verringertes Herzminuten-Volumen (HMV) füllt die peripheren Arterien zu wenig mit Blut, was zu einer Aktivierung des RAAS mit Na- und Wasser-Retention führt (s. Kapitel 2.1). Dieser periphere Flüssigkeitsmangel in den Arterien wird von den Barorezeptoren des linken Ventrikel, des Aortenbogens und des Karotis-Sinus gegenreguliert, was wieder eine neurohormonale Gegenreaktion mit Stimulation des Sympathikus, des RAAS, aber auch des Vasopressins hervorruft. Im weiteren ist eine periphere Vasokonstriktion und eine Konstriktion der efferenten Arteriolen des Glomerulums die Folge, wobei es wieder zu einer renalen Na- und Wasser-Retention kommt [46].

Von klinischer Seite her äußert sich die Flüssigkeits-Retention bei HI einerseits durch die bekannten Symptome wie Dyspnoe, Leistungsverminderung, Beinschwellungen, Beinschmerzen und höher gelagertes Schlafen (s. Kapitel 3), aber auch objektiv durch Beinödeme, Leberschwellung, feinblasige Rasselgeräusche über beiden Lungen, einen dritten Herzton oder ganz einfach durch Gewichtszunahme. Müssen bei der Entwicklung von Beinödemen auch die orthostatische Komponente des bewegungs-eingeschränkten HI-Patienten berücksichtigt werden, so ist die tägliche Gewichtskontrolle mit der Beobachtung dessen Änderungen eine einfache Basis zur Beurteilung des Fortschreitens der Rekompensation, des Ef-

fektes der (diuretischen) Therapie bzw. auch des rechtzeitigen Erfassens einer Verschlechterung. Nur invasive Methoden wie kontinuierliches Druckmonitoring oder intrathorakale Impedanzmessungen (s. Kapitel 5.3) ermöglichen ein noch früheres Erkennen der beginnenden Dekompensation.

Da Na- und Wasser-Retention eine Folge der HI sind, stellt sich die Frage nach diätetischen Maßnahmen wie Kochsalz-Restriktion bzw. Limitierung der tgl. Wasserzufuhr. Üblicherweise werden Patienten angewiesen, die Kochsalz-Zufuhr zu reduzieren und die tägliche Gesamtmenge an Flüssigkeit mit 1,5–2 l zu beschränken, was bei den häufig durstigen HI-Patienten oft an die Grenzen ihrer Compliance stößt. Es muss demnach darauf hingewiesen werden, dass für diese Maßnahmen bis heute keine verwertbaren wissenschaftlichen Daten vorliegen, die entsprechende, über persönliche Erfahrungen hinausgehende Empfehlungen zulassen würden [47].

Diuretika sind die Medikamente erster Wahl bei Überwässerung und hydroper kardialer Dekompensation. Zuerst soll der überwässerte Patient mit diesen auf sein Trockengewicht gebracht werden und dann unter Reduktion der Diuretika die neurohormonale Therapie der HI aufgebaut werden.

Indikationen der Diuretika

- ■ Schleifendiuretika und Thiazide (Tabelle 4.7)
  - ▪ Bei Überwässerung verbessern sie die Symptome Atemnot und Steigern

HANDELSÜBLICHE DIURETIKA MIT WIRKEINTRITT, DAUER UND HAUPTNEBENWIRKUNGEN

Diuretikum	Dosis (mg/d)	Wirkeintritt (h)	Wirkdauer (h)	Nebenwirkungen
Schleifendiuretika				
Furosemid	40–160	0,5	6–8	K↓, GT-Strg.
Torasemid	5–20	1	6–8	Erekt. Dysf.
Etacrynsäure	50–200	0,5	6–8	
Piretanid	3–20	1	4–6	
Thiazide/Derivate				
Hydrochlorothiaz.	*25–50*	1–2	6–12	K↓
Chlorthalidon	50–200	2	48–72	Na↓
Indapamid	2,5	1	12–24	Mg↓
Xipamid	10–80	1	24	Hypotonie
K-sparende Diuretika				
Spironolacton	12,5–100	2–6	24–36	K↑, Gynäkom.
Eplerenon	12,5–50	2–6	24–36	K↑
Triamteren	50–100	2	8–16	
Amilorid	5–10	2	10–24	

GT-Strg. = Glukosetoleranz-Störung [modifiziert nach 11]

TABELLE 4.7

die Belastungs-Toleranz (Indikation Klasse I, Evidenz A) [2, 5, 11].

■ Es gibt zwar keine randomisierten, kontrollierten Studien hinsichtlich des Effekts auf die Überlebensrate

■ trotzdem sollten diese Diuretika immer in Kombination mit ACE-Hemmern und BB, wenn toleriert, verabreicht werden (Indikation I, Evidenz C) [2, 11].

■ Eine vorsichtige Dosierung ist vor allem bei älteren Menschen angezeigt, die trotz normaler Kreatinin-Werte bereits eine reduzierte glomeruläre Filtrationsrate aufweisen. Bei einer GFR < 30 ml/min sollten keine Thiazide verwendet werden, außer in Kombination mit Schleifendiuretika [5].

4. Therapie der Herzinsuffizienz

- Kalium-sparende Diuretika (Tabelle 4.7)
  - Sollen dann verabreicht werden, wenn trotz ACE-Hemmer-Therapie bzw. bei schwerer HI bei Kombination von ACE-Hemmern mit niedrig dosiertem Spironolacton weiterhin eine Hypokaliämie bestehen bleibt (Indikation I, Evidenz C) [2].
  - Eine Kalium-Substitution ist in dieser Situation ineffektiv und daher kontraindiziert (Indikation III, Evidenz C) [2].
  - Bei Patienten, die auch eine niedrige Dosis von Spironolacton wegen Hyperkaliämie bzw. wegen einer Niereninsuffizienz nicht tolerieren, kann Triamteren oder Amilorid versucht werden (Tabelle 4.7) (Indikation IIb, Evidenz C) [2].
  - Bei Verwendung kaliumsparender Diuretika sollten das S-Kalium und das S-Kreatinin regelmäßig bestimmt werden, alle 5–7 Tage nach Therapiebeginn bis zu einer Stabilisierung der Werte, dann alle 3–6 Monate [2].
  - Die Dosierung der Aldosteron-Antagonisten soll bei Pat. mit schwerer systolischer HI NYHA III–IV niedrig dosiert beginnen (Spironolacton 12,5–50 mg) und zwar zusätzlich zur ACE-Hemmer-, BB- und Diuretika-Verabreichung (Indikation I, Evidenz B) [11].
  - Ein niedrig dosierter Aldosteron-Antagonist Eplerenon verringert die Mortalität und Morbidität nach einem Herzinfarkt, wenn er zusätzlich zu ACE-Hemmern und BB verabreicht wird (Indikation I, Evidenz B) [5, 2].

Pobleme bei der Verabreichung von Diuretika

- Diuretika-Refraktärität

Patienten mit mäßiger HI reagieren auf Schleifendiuretika um 60–75% weniger als Normalpersonen. Bei schwerer HI ist der Effekt noch geringer. Dafür gibt es mehrere Ursachen, u.a. führt die HI zu einer exzessiven Reabsorption des Primärharns im proximalen Tubulus, was zu einem verminderten Anfall an Filtratmenge im Bereich des distalen Tubulus führt, dem Ort, wo eben die Schleifendiuretika wirken [46]. Das Ergebnis ist eine Refraktärität der HI-Patienten auf Schleifendiuretika unabhängig davon, ob diese peroral oder intravenös verabreicht werden, wenn dieser Prozess im proximalen Tubulus unterbrochen wird. Torasemid, welches rasch und sicher absorbiert wird, ist von dieser Refraktärität nicht betroffen [46].

- Dosierung der Diuretika – Diuretika-Schwellenwert

Die Dosis-Response-Kurve verschiebt sich bei HI und Diuretika-Gabe in den Bereich, dass erst eine höhere Dosis effektiv ist, als beim Gesunden. Ein häufig bei der Diuretika-Therapie gemachter Fehler ist die Unterdosierung der Schleifendiuretika, sodass bei mehrmaliger Verabreichung immer nur ein geringer Effekt erzielbar ist. Es empfiehlt sich daher, Schleifendiuretika hinauf zu titrieren bis ein entsprechender diuretischer Effekt erzielt wird. Dann kann man entsprechend der Klinik die Anzahl der Verabreichungen anpassen [46].

■ Diuretika-Rotation
Bei Schleifendiuretika resistenten Patienten wird empfohlen, auf ein anderes Schleifendiuretikum intermittierend zu wechseln und so wieder eine entsprechende Diurese herzustellen. Diesbezüglich fehlt jedoch jede Evidenz [46].

■ Hyponatriämie
Tritt häufig bei chronischer Diuretikagabe im Rahmen einer HI auf. Eine milde Hyponatriämie (Na < 135 mmol/l) findet sich bei 15–22%, eine moderate Hyponatriämie (N < 130 mmol/l) bei ca. 1–7% aller hospitalisierten Patienten, HI inklusive. Andererseits zeigen viele Patienten mit einer HI und einer Hyponatriämie erhöhte Arginin-Vasopressin Spiegel, das auch anti-diuretisches Hormon genannt wird (Abb. 4.7). Zerebral produziertes Arginin Vasopressin führt zur Stimulation der renalen V2-Rezeptoren und über Wasser-Retention zu einer Verdünnungs-Hyponatriämie mit Anstieg der Vorlast [46], was als Therapie eine Restriktion der täglichen Wasserzufuhr zur Folge hätte. Andererseits scheiden eben die Diuretika verstärkt Flüssigkeit aus mit einer hypotonen Hyponatriämie und Kaliumverlusten, sodass an einen Ausgleich des Natriums durch Zufuhr gedacht werden muss [48].

Die Datenlage sowohl in der Differentialdiagnose der Hyponatriämie als auch besonders beim therapeutischen Vorge-

hen ist derzeit äußerst dünn, sodass praktisch keine evidenz-basierten Empfehlungen abgegeben werden können. Möglicherweise werden derzeit laufende Studien mit Vasopressin-Antagonisten (s. auch unten) das therapeutische Geschehen bei Pat. mit HI beeinflussen.

Jedenfalls ist eine Hyponatriämie Ausdruck einer schlechteren Prognose der HI Pat. Erste Studienergebnisse mit Vasopressin-Antagonisten zeigen, dass diese eine Hyponatriämie ausgleichen können und somit zu einer Verbesserung des Überlebens führen.

Zusammenfassend sind die Diuretika neben der neurohormonalen Blockade die Medikamentengruppe zur Behandlung der hydropisch dekompensierten HI. Auch wenn beide Therapieformen gleichzeitig begonnen werden, also ACE-Hemmer oder ARB gemeinsam mit BB und Diuretika, sind letztere dafür verantwortlich, den Patienten von seiner Wasser-Last zu befreien und ihn auf sein Trockengewicht zu bringen, bei dem er trotz Diuretikagabe nicht weiter Gewicht abnimmt. Die tägliche Gewichtskontrolle ist daher unumgänglich bei HI Patienten. Eine Gewichtszunahme um 2 kg oder mehr lässt sich meist nicht auf eine verstärkte Nahrungszufuhr, sondern eher auf eine Wasser-Retention zurückführen, die nach Erhöhung oder Wiederaufnahme der Diuretika sich wieder ausgleicht.

Es muss bei der tgl. Gewichtskontrolle aber auch bedacht werden, dass der permanente katabole Zustand der HI-Patienten, der schließlich im Extremfall zu kardialer Kachexie führt, durch Abbau

AKTIVIERUNG DES SYMPATHIKUS BEI HERZINSUFFIZIENZ

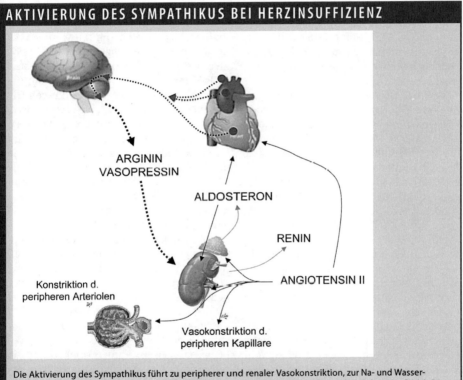

ARGININ
VASOPRESSIN

ALDOSTERON

RENIN

Konstriktion d.
peripheren Arteriolen

ANGIOTENSIN II

Vasokonstriktion d.
peripheren Kapillare

ABB. 4.7 Die Aktivierung des Sympathikus führt zu peripherer und renaler Vasokonstriktion, zur Na- und Wasser-Retention. Die Aktivierung des Sympathikus der Nieren setzt Angiotensin II frei und stimuliert das RAAS. Die zentral Sympathikus-Stimulation stimuliert die verstärkte Freisetzung von Arginin Vasopressin mit der Folge einer Wasser-Retention und der Hyponatriämie. Angiotensin II ist selbst ein potenter Vaskonstriktor und stimuliert die Aldosteron Freisetzung, was wieder die tubuläre Na-Resorption fördert. Aldosteron selbst erhöht die Reabsorption von Natrium aus dem distalen Tubulus. (Modifiziert nach Sica [46])

von Muskelgewebe trotz gleichbleibendem Gewicht das Trockengewicht absinken und den Anteil an Wasser ansteigen lässt! Trockengewicht ist nicht immer Trockengewicht! Auch hier Wiedereinstieg oder Erhöhung der Diuretika.

4.4 Sonstige Medikamente

4.4.1 Herzglykoside – Digitalis

Herzglykoside und darunter Digitalis waren bzw. sind immer noch vor allem in Österreich, weniger in Deutschland, (kaum jedoch in den USA) bei (vermeintlich) herzinsuffizienten Patienten verbreitet in Verwendung, sodass ihnen ein nicht mehr dem heutigen Stand entsprechender, übergebührlich breiter Raum gewidmet werden muss:

Die diuretische und herzstärkende Wirkung von Glykosiden der Meeres-Zwiebel (Scilla maritima) wurde bereits 1550 v. Chr. im ägyptischen Papyrus Ebers beschrieben [49]. Im Mittelalter war der Fingerhut, vor allem die Digitalis purpurea als Heilpflanze geschätzt, bis schließlich 1785 der Sohn eines englischen Chirurgen, William Withering, Arzt, Chemiker und Entdecker, in seinem berühmten Buch über seine mehr als 10-jährigen Erfahrungen in der Behandlung von zahlreichen Patienten mit Wassersucht eben mit dieser Heilpflanze berichtete. Von da an begann der Siegeszug zunächst der pflanzlichen Herzglykoside, die im 20. Jahrhundert isoliert werden konnten und schließlich zu den Digoxin- bzw. Digitoxin-Präparaten bzw. dem Strophantin führten. Nach einer Phase mit exzessiver Anwendung dieser Digitalis-Präparate unter Berücksichtigung verschiedenster Dosierungsschemata und Plasmaspiegel-Bestimmungen kam es in den 60er Jahren des 20. Jahrhunderts wieder zu einer Rückbesinnung auf die Heilpflanze, so u. a. auf den Weißdorn mit seinen der Digitalis-Wirkung ähnlichen Crattaegus-Wirksubstanzen. Die Evidenz-basierte Medizin bemächtigte sich erst Ende des vergangenen Jahrhunderts dieser Jahrtausende alten Substanz, insbesondere als Digitalis-Präparate keinen Profit erwarten ließen und somit die Finanzierung von Studien kommerziell wenig relevant erschien – ein Nachteil der Evidenz-basierten Medizin! Endlich, nach vielen Digitalis-Studien an nur geringen Patientenzahlen, wurde 1997, also zu einem Zeitpunkt, wo die ersten ACE-Hemmer-Studien bereits eine signifikante Verbesserung der Mortalität von HI-Patienten nachwiesen, eine prospektive, randomisierte Studie mit 6.800 Patienten publiziert, bei der Digoxin bzw. Plazebo zusätzlich zur damaligen Standardtherapie der HI (ACE-Hemmer, Diuretika) hinsichtlich dessen Auswirkung auf Morbidität und Mortalität getestet wurde [50]. Das Ergebnis war enttäuschend: Die zusätzliche Verabreichung von Digitalis führte bei HI-Patienten zu keiner weiteren Verbesserung des Überlebens, jedoch zu einer subjektiven Besserung und somit auch zu einer geringeren Anzahl von Spitalsaufenthalten wegen akuter HI [50]. Der Digitalis-Hype – Digitalis als erste Wahl und das für jeden Patienten – war gebrochen. Von nun an standen mehr die Digitalis-bedingten Nebenwirkungen im Vordergrund: Überdigitalisierung mit Übelkeit, Erbrechen, ventrikulärem Bigeminus, Bradyarrhythmien, AV-Blockierungen etc.

Die über die Hemmung der myokardialen Na/K-ATPase hervorgerufene positiv inotrope Wirkung von Digitalis mit Erhöhung des Schlagvolumens und der sich daraus ableitenden, seit Jahrtausenden bereits beobachteten diuretischen Wirkung wird heute wesentlich kritischer und daher auch gezielter eingesetzt.

Somit ergeben sich heute nur mehr folgende zwei *Indikationen* zur Digitalis-Therapie:

4. Therapie der Herzinsuffizienz

■ Herzglykoside sind bei Vorhofflimmern und bei Symptomen einer HI, unabhängig davon, ob eine linksventrikuläre Dysfunktion vorliegt oder nicht, zur Frequenzkontrolle indiziert. Sie verlangsamen die Herzfrequenz und führen dadurch zu einer Verbesserung der LV-Funktion und auch der Symptome. (Indikation I, Evidenz B) [2, 11].

■ Die Kombination von Herzglykosiden mit einem Betablocker ist bei der Behandlung von Vorhof-Flimmern der Einzelanwendung überlegen (Indikation IIa, Evidenz B).

■ Digoxin hat zwar keinen Effekt auf die Mortalität (s. o.), jedoch reduziert es die Hospitalisierungsrate, sodass es zusätzlich zu ACE-Hemmern bzw. ARB, Betablockern, Diuretika und Aldosteron-Antagonisten bei Pat. mit systolischer Dysfunktion und HI verabreicht werden soll. (Indikation IIa, Evidenz A) [2]. Diese Indikation wird nach den deutschen Richtlinien als mit „unzureichenden Daten belegt" eingestuft und somit bei einem gleichbleibenden Indikationsgrad von IIa nur mit einem Evidenzgrad C eingestuft [11].

Kontraindikationen für Digitalis sind eben Bradyarrhythmien, AV-Blockierungen II. (Typ Wenckebach und Mobitz) und III. Grades, ferner das Sick-Sinus-Syndrom (welches definitionsgemäß auch Bradyarrhythmien umfasst), das Karotis-Sinus-Syndrom, das WPW-Syndrom, hypertrophe obstruktive und nicht obstruktive Kardiomyopathien, aber auch generell ein hypertrophierter Herzmuskel (durch Hypertonie, Sportlerherz etc.) und schließlich Hypokaliämien und Hyperkalzämien [3].

Dosierung [nach 11]:
■ Digitoxin:
 ■ Aufsättigung über 2–3 Tage: i.v. tgl. 1 Amp. 0,25 mg, p.o. 2 × tgl. 1 Tbl. zu 0,1 mg
 ■ Erhaltungsdosis: p.o. tgl. 0,07–0,1 mg, event. Sa–So Pause
 ■ Elimination über Leber > Niere, tgl. Abklingquote 7%
 ■ Toxischer Plasmaspiegel: >25 ng/ml
■ Digoxin:
 ■ Aufsättigung über 2–3 Tage: i.v. tgl. 1 Amp. 0,2 mg, p.o. 2 × tgl. 1 Tbl. zu 0,1 mg ev. 0,15
 ■ Erhaltungsdosis: p.o. tgl. 0,1 mg
 ■ Elimination über Leber < Niere, tgl. Abklingquote 20%
 ■ Toxischer Plasmaspiegel: >1,5 ng/ml
 ■ Zielplasmaspiegel: 0,5–0,8 ng/ml

Zusammenfassend hat Digitalis nach wie vor eine Bedeutung vor allem in der Therapie des tachykarden Vorhof-Flimmerns zur HF-Regulation und in der Therapie der systolischen HI. Es ist dabei nicht mehr ein Medikament erster Wahl, sondern kann zusätzlich nach Einleiten der Mortalitäts-senkenden, neurohormonalen Therapie mit ACE-Hemmern bzw. ARB, plus Betablockern plus Aldosteron-Antagonisten und Diuretika zur Verbesserung der Symptome verabreicht werden. Eine Reihe von Kontraindikationen, vor allem Erkrankungen mit Bradyarrhythmien bzw. mit einer Herzmuskel-Hypertrophie sind unbedingt zu beachten.

4.4.2 Vasodilatantien [2, 5, 11]

Nach der bisherigen Studienlage bringen Vasodilatantien keinen Nutzen in der Therapie der systolischen HI. Entsprechend der Indikation III mit einer Evidenz A sind sie bei HI praktisch kontraindiziert, außer sie werden als zusätzliche Therapie bei Angina pectoris bzw. der Hypertonie eingesetzt (Indikation I, Evidenz A).

Die Kombination Hydralazin/Nitrate kann bei ACE-Hemmer- bzw. ARB-Intoleranz mit dem Ziel eingesetzt werden, die Morbidität und Mortalität zu verringern. Diesbezüglich gibt es jedoch keine Studienergebnisse. Diese Kombination (Zieldosis: Hydralazin 300 mg/d und Isosorbid-Dinitrat 160 mg/d) ist jedoch nicht gleichwertig zur ACE-Hemmer bzw. ARB-Therapie! (Indikation IIa, Evidenz C)

■ Nitrate

Für den Einsatz von Nitraten zur Therapie der HI einerseits zur Verbesserung der akuten oder chronischen Symptome fehlen jegliche Daten, wenngleich sie in der Praxis als zusätzliche Therapie bei Angina pectoris bzw. auch zur Verbesserung der Dyspnoe angewandt werden. Eine Empfehlung für die Anwendung von Nitraten bei der akuten oder chronischen HI kann daher auf Grund der bisherigen Datenlage nicht abgegeben werden (Indikation IIa, Evidenz C).

■ Alpha-Blocker

Keine Evidenz bei HI (Indikation III, Evidenz B). Geeignet zur Therapie der Hypertonie.

■ Kalzium-Antagonisten

Die derzeit zugelassenen Kalzium-Antagonisten wirken, da sie in die elektromechanische Koppelung eingreifen, grundsätzlich negativ inotrop auf den Herzmuskel. Im Gegensatz zu den ebenfalls negativ inotrop wirkenden Betablockern greifen sie nicht in das überstimulierte neurohormonale System, weder in das RAAS noch in den Sympathikus ein. Sie führen daher zu einer Verschlechterung der LV-Funktion und erhöhen sogar noch die Mortalität. Dies gilt vor allem für Diltiazem und Verapamil. Kalzium-Antagonisten sind zusätzlich zu Gabe von Beta-Blockern kontraindiziert (Indikation III, Evidenz C).

Ausnahmen sind Amlodipin (10 mg/d) und Felodipin (2 x 5 mg/d), die als Zusatztherapie zur neurohormonalen Blockade die Mortalität nicht erhöhen, aber auch nicht reduzieren, eventuell Symptome verbessern können. Diese beiden Kalzium-Antagonisten können daher bei therapierefraktärer Hypertonie und HI („preserved LV-function") eingesetzt werden, da ein negativer Effekt auf die Mortalität nicht nachgewiesen wurde.

Weiters ist der Einsatz der bradykardisierenden Kalzium-Antagonisten (Diltiazem, Verapamil) dann zu überlegen, wenn zur Herzfrequenz-Reduktion (z.B. bei tachykardem VH-Flimmern) Digitalis nicht ausreicht, bzw. nicht vertragen wird oder ebenso kontraindiziert ist, wie Betablocker (COPD, Asthma). Auch hier gibt es nur persönliche Erfahrungen und Überlegungen, die im Einzelfall nach Abwägen aller Vor- und Nachteile entschieden wer-

4. Therapie der Herzinsuffizienz

den müssen, und keine Evidenz auf Grund fehlender Studien (Indikation IIb, Evidenz C).

■ Nesiritide [2]
Nesiritide ist ein in Österreich und Deutschland derzeit nicht zugelassenes rekombinantes natriuretisches Peptid, das intravenös zur Senkung des pulmonalvenösen Druckes bei Patienten mit akuter Herzinsuffizienz und pulmonaler Hypertension führen kann. Im Vergleich zur Therapie mit nicht positiv-inotropen Substanzen ist Nesiritide mit einer höheren Mortalität assoziiert. Darüber hinaus kam es häufiger zu Nierenfunktionsstörungen mit erhöhten Kreatinin-Werten. Bis zum Vorliegen weiterer Studien sollte Nesiritide nur bei stationären Patienten, bei denen die Standard-Kombinationstherapie mit Diuretika und Nitraten nicht wirksam war, als Reservepräparat eingesetzt werden.

4.4.3 Vasopressin-Antagonisten

Eine systolische HI aktiviert als weitere neurohormonale Achse (neben dem RAAS und dem Sympathikus) auch die Sekretion von Arginin-Vasopressin aus dem Gehirn. HI-Patienten zeigen erhöhte Arginin-Vasopressin Plasmaspiegel, deren Höhe mit dem Ausmaß der HI korreliert: Je höher diese Spiegel, desto schlechter die HI [51]. Eine schlechte LV-Funktion aktiviert die Barorezeptoren der Karotis mit der Folge einer vermehrten Arginin-Vasopressin Freisetzung aus dem Hinterlappen der Hypophyse (Abb. 4.7) [51]. Arginin-Vasopres-

sin, auch antidiuretisches Hormon genannt, selbst stimuliert die renalen V2-Rezeptoren, was zur Wasser-Retention und weiters zu einer Verdünnungs-Hyponatriämie mit Anstieg der Vorlast (Vasokonstriktion) führt (s. auch „Hyponatriämie" und Abb. 4.7) [46, 51].

Tolvaptan ist eine selektiver V2-Rezeptor Blocker, der bei HI Patienten im NYHA Stadium III und IV zusätzlich zur Standardtherapie zu einer signifikanten Erhöhung der 24-Stunden-Harnmenge führte [51].

Erste Ergebnisse einer randomisierten Studie bei Pat. mit einer sich verschlechternden HI und Hyponatriämie, denen entweder Plazebo oder der Vasopressin Antagonist Tolvaptan verabreicht wurde, ergaben nicht nur eine Verbesserung des Serum-Na-Spiegels bei 2/3 dieser Patienten, sondern auch eine signifikant geringere 60-Tage Mortalität (ACTIV in CHF-Trial) [52].

Weitere Vasopressin-Antagonisten wie Conivaptan, Lixivaptan und Satavaptan werden derzeit untersucht.

Die Hemmung der neurohormonalen Stimulation des hypophysär freigesetzten antidiuretischen Hormons Arginin-Vasopressin mittels Vasopressin-Antagonisten forciert die Diurese mit Verbesserung der durch die Wasserretention bedingten (Verdünnungs-) Hyponatriämie. Der Einsatz von Vasopressin-Antagonisten scheint zukünftig ein erfolgversprechendes Therapiekonzept in der Behandlung der HI zu werden, wobei neben einer Verbesserung der Lebensqualität derzeit schon erste Hinweise auch auf eine Verringerung der

Mortalität als ein erreichbares Ziel vorliegen. Derzeit werden diese Substanzen ausschließlich in klinischen Studien angewandt.

4.4.4 Thrombozyten-Aggregations-Hemmer und Antikoagulantien

Bei einem HI-induzierten VH-Flimmern reicht die Verabreichung von Thrombozyten-Aggregations-Hemmern nicht zur Prävention thromboembolischer Ereignisse aus. Eine Antikoagulation ist angezeigt (s. Kapitel 4.5.1) Aus den vorliegenden Studienergebnissen ergibt sich keine Evidenz, dass Thrombozyten-Aggregations-Hemmer bei Pat. mit HI das Mortalitäts-Risiko bzw. das Risiko anderer kardio-vaskulärer Ereignisse modifizieren.

Thrombozyten-Aggregations-Hemmer sind bei einer ischämischen Kardiomyopathie oder bei einem anderen koronaren Ereignis als sekundär-präventive Maßnahme indiziert (Indikation IIa, Evidenz C) [2].

Eine Evidenz, Thrombozyten-Aggregations-Hemmer wegen der HI per se zu verschreiben, besteht nicht! Ja bei hospitalisierten Pat. mit HI wird wegen der erhöhten Blutungs-Komplikationen von der Verabreichung von Aspirin abgeraten (Indikation IIb, Evidenz B) [2].

Thromboembolische Ereignisse bei Patienten auch mit stark herabgesetzter LV-Funktion ohne VH-Flimmern bzw. ohne echokardiographischen Thrombus-Nachweis im LV sind selten. Die Nebenwirkungen sowohl der Thrombozyten-Aggregations-Hemmer als auch der Antikoagulantien, vor allem die Blutungsgefahr, stehen in keiner Relation zur nicht nachgewiesenen Wirkung, sodass beides, die Verabreichung von Thrombozyten-Aggregations-Hemmern, als auch eine Antikoagulantien-Therapie als Embolieprophylaxe ausschließlich bei HI nicht indiziert ist [2, 11]!

Bei Nachweis von Thromben sollte der Patient ausreichend (INR 2–3) und über Monate antikoaguliert werden und die Änderungen des Thrombus echokardiographisch nachverfolgt werden.

Eine Interaktion von Acetyl-Salicyl-Säure (ASS) mit der vasodilatatorischen Wirkung der ACE-Hemmern wird zwar diskutiert, ist noch kontrovers und scheint keine wesentliche klinische Relevanz nach den bisher vorliegenden Ergebnissen zu haben [11].

4.4.5 Phytopharmaka und Coenzym Q [11]

Die Verabreichung von Crataegus-Extrakten erfolgt rein empirisch und kann daher nicht empfohlen werden!

Auch für Coenzym Q liegen zwar experimentelle Daten vor. Es fehlen jedoch positive klinische Daten, sodass auch die Verabreichung dieser Substanzen zur Therapie der HI nicht empfohlen werden kann!

4.5 Antiarrhythmische Therapie

4.5.1 Antiarrhythmika allgemein bei HI

Obwohl mit Verschlechterung des NYHA Stadiums die Zahl komplexer ventriku-

4. Therapie der Herzinsuffizienz

lärer Arrhythmien zunimmt (s. Abb. 4.8) und diese selbst einen Risikofaktor hinsichtlich der Gesamtmortalität darstellen, ergibt sich keine Indikation zu einer generellen antiarrhythmischen Therapie. Weder eine prophylaktische, über die Betablocker-Therapie hinausgehende Verabreichung von Antiarrhythmika, noch eine nachweisbare Suppression der erfassten komplexen ventrikulären Herzrhythmusstörungen haben eine über das Verabreichungsrisiko dieser Medikamente hinausgehende Verbesserung irgendeiner Mortalität gebracht [2, 11].

Es sei nochmals erwähnt, dass die Verabreichung von Betablockern vordergründig nicht auf Grund ihrer antiarrhythmischen Klasse-II Eigenschaften, sondern im Rahmen der neurohormonalen Therapie nach wie vor zur Basistherapie der HI gehört (s. Kapitel 4.2, neurohormonale Blockade)!

1970 veröffentlichten E.M. Vaughan und D.M. Williams eine noch heute verwendete Klassifikation der Antiarrhythmika (Tabelle 4.8):

■ Klasse-I Antiarrhythmika mit ihren Unterklassen IA–IC (Einteilung nach Vaughan-Williams)
Diese umfasst praktisch alle gängigen Antiarrhythmika mit Ausnahme der Beta-Blocker (Klasse II), der Klasse III (Amiodarone, Sotalol) und der Kalzium-Antagonisten (Klasse IV).

Diese Klasse-I Antiarrhythmika weisen selbst einen sog. pro-arrhythmischen Effekt bei bis zu 10% der Anwendungen auf,

RELATION VON NYHA-STADIUM UND MORTALITÄTSRISIKO

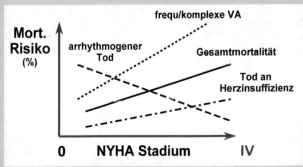

Relation von NYHA-Stadium und Mortalitätsrisiko in Abhängigkeit von ventrikulären Arrhythmien und der Todesursache bei Patienten mit Herzinsuffizienz. *VA* = ventrikuläre Arrhythmien. [Modifiziert nach 10; Reprinted from Kjekshus J (1990) Arrhythmias and mortality in congestive heart failure. Am J Cardiol 65: 421–481 with permission from Elsevier] (s. auch Abb. 1.2!)

ABB. 4.8

TABELLE 4.8

EINTEILUNG DER ANTIARRHYTHMIKA NACH E. M. VAUGHAN UND D. M. WILLIAMS

- **Klasse I (Natrium-Kanalblocker)**
  - Klasse Ia (mit Verlängerung des Aktionspotentials)
    - – Chinidin, Procainamid, Disopyramid und Ajmalin
  - Klasse Ib (mit Verkürzung des Aktionspotentials)
    - – Lidocain, Mexiletin und Phenytoin
  - Klasse Ic (ohne Wirkung auf die Dauer des Aktionspotentials)
    - – Flecainid und Propafenon
- **Klasse II (Betablocker)**
  - – Metoprolol, Bisoprolol, Carvedilol und Nebivolol
- **Klasse III (Kalium-Kanalblocker)**
  - – Amiodaron, Sotalol, Dofetilid, Dronedaron und Bretylium
- **Klasse IV (Kalzium-Kanalblocker)**
  - – Verapamil, Diltiazem, Amlodipin, Felodipin

verursachen also selbst lebensbedrohliche ventrikuläre Arrhythmien und zwar um so häufiger, je schlechter die LV-Funktion ist (Abb. 4.9). Ferner sind sie negativ inotrop und verschlechtern somit die bereits herabgesetzte LV-Funktion und erhöhen weiter die Mortalität. Daher sind diese Medikamente bei HI kontraindiziert (Indikation III, Evidenz A) [2].

■ **Klasse-II Betablocker**
Betablocker reduzieren bei Pat. mit HI bekanntlich das Risiko, an einem plötzlichen Herztod zu versterben (Indikation I, Evidenz A). Außerdem sind Betablocker ein Basis-Element der neurohormonalen Therapie bei HI (s. Kapitel 4.2)
Betablocker sind allein oder in Kombination mit Amiodarone bzw. in Kombination mit nicht-medikamentösen The-

rapiemaßnahmen (Schrittmacher, CRT, Defibrillator) zur Therapie von nicht-anhaltenden bzw. auch von anhaltenden ventrikulären Tachy-Arrhythmien indiziert (Indikation IIa, jedoch Evidenz C!) [2, 11] (s. auch Kapitel 5).
Ferner eignen sie sich mit und ohne Digitalis zur Herzfrequenz-Kontrolle bei VH-Flimmern (s. 4.5.1) [11].

■ **Klasse-III Antiarrhythmika**
Diese Gruppe umfasst Medikamente, welche über die Kalium-Kanäle die Dauer der Repolarisation des Aktionspotentials verlängern. Zu diesen sog. Kalium-Kanal-Blockern (Repolarisations-Antagonisten) gehören Amiodarone und *Sotalol*. Letzteres hat auch Betablocker Eigenschaften, wobei der Klasse-III Effekt erst bei höherer Dosierung aufritt. Da Sotalol nicht nur

4. Therapie der Herzinsuffizienz

ABB. 4.9

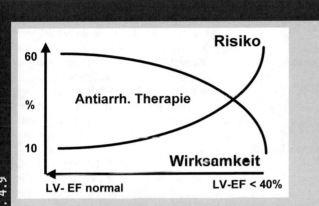

Risiko

60

%   **Antiarrh. Therapie**

10   **Wirksamkeit**

LV- EF normal   **LV-EF < 40%**

Zusammenhang zwischen Wirksamkeit eines Antiarrhythmikums, seinem pro-arrhythmogenen Effekt in Abhängigkeit von der LV-Funktion (LV EF)

pro-arrhythmisch wirkt, sondern auch einen stärkeren negativ inotropen Effekt entfaltet, sollte die Anwendung bei HI Patienten nur in Ausnahmefällen durchgeführt werden [11].

Amiodarone, eine Substanz mit einer ultralangen Halbwertszeit und mit großer Affinität zum Fettgewebe, ist nicht negativ inotrop, unterdrückt supraventrikuläre und ventrikuläre Arrhythmien bzw. unterstützt die HF-Regulation bei VH-Flimmern (Indikation IIa, Evidenz A) [11]. Es gehört zu den effektivsten Antiarrhythmika, wobei man nicht-kardiale Nebenwirkungen in Kauf nehmen muss: Als jodhältige Substanz interferiert es mit der Schilddrüse und verursacht Hyper- aber auch Hypo-Thyreosen. Die perivaskulären, durch eine Antikoagulantien-Therapie noch verstärkten Ablagerungen der

Substanz in der Haut führen nicht nur zu den bekannten Hautpigmentierungen und sichtbaren Ablagerungen mit und ohne Visusbeeinträchtigung im Cornea-Bereich, sondern auch zu einer erhöhten Photosensibilität (Neigung zu Sonnenbränden, Verwendung hoher Lichtschutzfaktoren empfohlen). Gefürchtet sind fibrotische Veränderungen in den Lungen, aber auch die Hepato- und Neurotoxizität dieser potenten Substanz.

Amiodarone wirkt gegen die meisten supraventrikulären Arrhythmien (Indikation I, Evidenz A) [2]. Es wird daher u. a. bei VH-Flimmern zur medikamentösen Kardioversion, zur Sekundär-Prophylaxe nach einer Kardioversion bzw. auch zur Vorbereitung und Erleichterung einer elektrischen Kardioversion (höhere Konversionsrate) eingesetzt [11].

Nach einem Herz-Kreislaufstillstand oder bei anhaltenden ventrikulären Tachykardien ist jedoch die ICD-Implantation bei HI-Pat. mit herabgesetzter LV-Funktion effektiver als die Amiodarone-Prophylaxe [11, 53].

Eine Primärprophylaxe bei HI ist nicht gerechtfertigt (Indikation III, Evidenz A) [2, 11].

■ Klasse-IV Antiarrhythmika: Kalzium-Antagonisten

Hier sei auf das Kapitel 4.4 verwiesen: Es besteht keine Indikation zur Anwendung der Ca-Antagonisten bei HI. Sie führen grundsätzlich zu einer weiteren Verschlechterung der LV-Funktion und erhöhen die Mortalität noch weiter. Dies gilt vor allem für die antiarrhythmisch wirkenden Ca-Antagonisten Diltiazem und Verapamil. Kalzium-Antagonisten sind kontraindiziert zusätzlich zur Gabe von Beta-Blockern (Indikation III, Evidenz C) [11].

Zusammenfassend kommen Antiarrhythmika der Klassen I und IV (Ca-Antagonisten) bei Patienten mit reduzierter LV-Funktion äußerst selten zur Anwendung, da sie entweder pro-arrhythmogen wirken, also selbst lebensbedrohliche Rhythmusstörungen vor allem je schlechter der linke Ventrikel ist, verstärkt auslösen können, bzw. da sie selbst negativ inotrop sind und somit eine bereits reduzierte LV-Funktion weiter verschlechtern. Beta-Blocker sind wegen ihrer Wirkung auf die neurohormonale Sympathikus-Achse unverzichtbare Elemente einer modernen HI-Therapie. Durch die Sympathikus-Blockade kommt natürlicherweise

auch ihre antiarrhythmische Wirkung zur Geltung.

Als reine Antiarrhythmika bei HI werden die Vertreter der Klasse III, die Kalium-Kanalblocker, bzw. Repolarisations-Antagonisten eingesetzt, wobei Sotalol selbst ebenfalls in niedriger Dosierung noch ausgeprägte Betablocker-Eigenschaften aufweist und die Klasse III Wirkung erst bei höherer Dosierung zur Geltung kommt.

Somit basiert eine antiarrhythmische Therapie bei HI vor allem auf Amiodaron, das ebenfalls Betablocker-Eigenschaften besitzt, das vor allem kaum negativ inotrop wirkt und hochgradig antiarrhythmisch effektiv ist. Auf die Nachteile wurde bereits hingewiesen (QT-Verlängerung, Nebenwirkungen usw. s.o.) Bei Nachweis von Rhythmusstörungen herzinsuffizienter Patienten werden medikamentöse Therapieschemata durch implantierbare Geräte (ICD, Schrittmacher etc.) ergänzt (s. Kapitel 5).

4.5.2 Vorhofflimmern bei HI

Erfolgt die primäre Erregungsbildung beim Sinusrhythmus üblicherweise auch im Sinusknoten, von wo aus beide Vorhöfe erregt werden (P-Welle im EKG), so finden sich beim VH-Flimmern multiple, spontan elektrisch mit hoher Frequenz aktive Herde ("Foci"), die meist aus dem linken VH und zwar aus dem Bereich der Pulmonalvenen kommen, seltener aus dem RA (Abb. 4.10). Diese Foci unterhalten gemeinsam mit unterschiedlichen Refraktäritäts-Verhältnissen bei der Erregungsausbreitung in den Vorhöfen multiple kleine Wiedereintritts-

4. Therapie der Herzinsuffizienz

ABB. 4.10

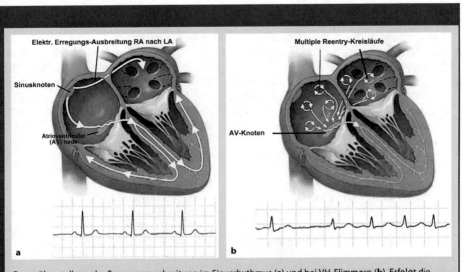

Elektr. Erregungs-Ausbreitung RA nach LA

Sinusknoten

Atrioventricular (AV) node

Multiple Reentry-Kreisläufe

AV-Knoten

a

b

Gegenüberstellung der Erregungsausbreitung im Sinusrhythmus (a) und bei VH-Flimmern (b). Erfolgt die primäre Erregungsbildung üblicherweise im Sinusknoten, der beide Vorhofe erregt (P-Welle Im EKG), so finden sich beim VH-Flimmern einer oder mehrere kleine Wiedereintritts-Kreisläufe („multiple reenties"), die meist aus dem linken VH und zwar aus dem Bereich der Pulmonalvenen kommen, seltener aus dem RA. Diese hochfrequenten Flimmerwellen werden vom AV-Knoten gefiltert, verzögert und randomisiert in Abhängigkeit der u. a. vom Sympathikotonus beeinflussten Leitungskapazität des AV-Knotens auf die Kammer übergeleitet. Damit kann ein Übergehen des VH-Flimmerns in Kammerflimmern vermieden werden

Kreisläufe („multiple wavelets of reentries", „anisotropic reentry"). Diese hochfrequenten Flimmerwellen werden vom AV-Knoten gefiltert, verzögert und randomisiert in Abhängigkeit der u. a. vom Sympathikotonus beeinflussten Leitungskapazität des AV-Knotens auf die Kammer übergeleitet. Damit kann ein Übergehen des VH-Flimmerns in Kammerflimmern vermieden werden. Andererseits führt die überaus unterschiedliche Überleitungs-Frequenz im AV-Knoten zu einem tachykarden oder bra-

dykarden VH-Flimmern. Dieser Wechsel zwischen supraventrikulären Tachy- und Bradyarrhythmien wird zum Sinusknoten-Syndrom (Sick sinus syndrome) zusammengefasst. Dieses ist die häufigste Indikation zur Schrittmacher-Implantation.

Hinsichtlich Inzidenz, Prävalenz, Prognose und Typisierung des VH-Flimmerns sei auf Kapitel 3.3.3, EKG, verwiesen und hier nur mehr die für die Therapieentscheidung wesentlichen Parameter zusammengefasst:

- Die Häufigkeit des VH-Flimmerns nimmt mit dem Alter zu (0,4% bei jüngeren, 8% bei >80-jährigen [27, 28].
- 10–17% der HI leiden an chronischem VH-Flimmern [27].
- Je fortgeschrittener das klinische NYHA-Stadium, desto höher ist die Prävalenz von VH-Flimmern, wie aus verschiedenen Studien hervorgeht (Abb. 4.11) [28].
- Eine HI führt zur Erhöhung der linksventrikulären Füllungsdrucke, die eine Größenzunahme des linken Vorhofs (LA) verursachen. Da diese mit der Inzidenz des VH-Flimmerns korrelieren – je größer, desto häufiger –, ist das Risiko, VH-Flimmern zu entwickeln, bei einem echokardiographisch gemessenen LA-Durchmesser von >5 cm viermal erhöht [29].
- Bei VH-Flimmern besteht ein 5-fach höheres Thromboembolie-Risiko, verglichen mit gleichaltrigen Patienten im Sinusrhythmus.
- Rund 1/3 aller Patienten mit einem Schlaganfall haben ein VH-Flimmern als Grundrhythmus, wobei die Prävalenz von 15% bei <65-jährigen Männern auf über 40% bei 75- bis 84-jährigen Frauen ansteigt [54].
- Pat. mit chronischer HI und VH-Flimmern weisen dieselben Todesursachen (55% versterben an Herzinsuffizienz, 28% am plötzlichen Herztod) auf, wie

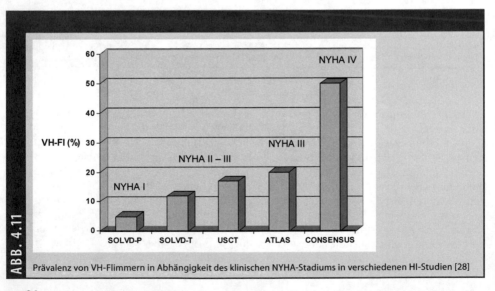

ABB. 4.11

Prävalenz von VH-Flimmern in Abhängigkeit des klinischen NYHA-Stadiums in verschiedenen HI-Studien [28]

solche mit Sinusrhythmus [55]. Demnach verschlechtert VH-Flimmern nicht die Prognose der HI-Patienten [55].

■ Bei der Einteilung der Arten des VH-Flimmerns (s. Abb. 3.12, Kapitel „Klinik der Herzinsuffizienz") differenziert der Kliniker zunächst ein *erstmals erfasstes VH-Flimmern* unabhängig von Symptomen, Dauer der aktuellen Episode bzw. von einem möglichen früheren, unentdeckten VH-Flimmern. Ab der zweiten erfassten Episode wird dieses als „*sich wiederholendes*" *VH-Flimmern* (recurrent AF) bezeichnet, das entweder *paroxysmal*, selbstterminierend ist, oder bei einer Dauer von mehr als 7 Tagen als *persistierend* bezeichnet wird. [28]. Ein erstmals erfasstes VH-Flimmern kann selbst entweder paroxysmal (selbstterminierend) oder persistierend sein. *Permanent* wird ein VH-Flimmern dann, wenn bereits frustran eine oder mehrere Kardioversionen versucht wurden, oder diese aus verschiedenen Gründen nicht in Erwägung gezogen wurden [28].

Bei HI und VH-Flimmern bestehen zwei Problemkreise:

■ Antikoagulation versus Thrombozyten-Aggregations-Hemmung einerseits als *Thrombembolie-Prophylaxe,*
■ andererseits Erhaltung des Sinusrhythmus (Rhythmuskontrolle) gegenübergestellt der Herzfrequenzkontrolle bei permanentem VH-Flimmern.

VERGLEICH EINER ANTIKOAGULANTIEN-THERAPIE MIT ASPIRIN

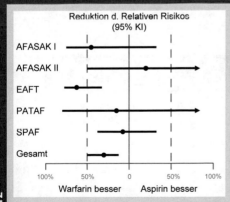

ABB. 4.12

Vergleich einer Antikoagulantien-Therapie (Warfarin) mit Aspirin zur Thromboembolie-Prophylaxe bei Patienten mit nicht-valvulärem VH-Flimmern – Metaanalyse. [Modifiziert nach 57; Hart RG, Benavente O, McBride R, Pearce LA (1999) Antithrombotic therapy to prevent stroke in patients with atrial fibrillation: a meta-analysis. Ann Intern Med 131: 492–501. American Coll. Phys. ist nicht für die Richtigkeit der Übersetzung verantwortlich]

Im weiteren sollen diese substantiellen Fragen der täglichen Praxis ausführlicher behandelt werden.

■ Thromboembolie-Prophylaxe: Antikoagulation versus ASS/Clopidogrel
Risikostratifikation: Als Risikofaktoren bei nicht-valvulärem VH-Flimmern einen Schlaganfall zu erleiden wurden aus den Kontrollgruppen von Präventionsstudien folgende identifiziert: Frühere TIA/Schlaganfall mit einem relativen Risiko von 2,5, Diabetes 1,7, Hypertonie 1,6, HI 1,4 und fortgeschrittenes Alter 1,4 [28]. Bei diesen Therapie-Überlegungen müssen das mit dem Alter zunehmende Thomboembolie-Risiko dem zunehmenden Blutungs-Risiko gegenübergestellt werden!

Mittels Echokardiographie können einerseits mögliche Ursachen des VH-Flimmerns erkannt bzw. ausgeschlossen werden und Hochrisikopatienten (charakterisiert durch: herabgesetzte Links-Ventrikel-Funktion, Nachweis eines Thrombus, reduzierte Flussgeschwindigkeit im LA und komplexe atheromatöse Plaques in der Aorta thoracalis im transösophagealen Echo) von Patienten mit einem niedrigen Risiko differenziert werden [28].

Ein einfaches Punktesystem, das an mehr als 1700 Patienten mit nicht-valvulärem VH-Flimmern überprüft wurde, ist das sog. *CHADS 2-Score* (Cardiac failure + Hypertension + Age + Diabetes + Stroke [doubled]) (Tabelle 4.9): In Abhängigkeit von der Zahl der Risikofaktoren steigt das jährliche Apoplexie-Risiko von 1,9% auf fast 20% in einer Hochrisikogruppe an.

Daraus leiten sich folgende Empfehlungen zur Anwendung des CHADS 2-Scores ab [56]:

■ < 2 Risikofaktoren: niedriges Risiko: Aspirin, kein Coumadin
■ ≥ 2 Risikofaktoren: mittleres bis höheres Risiko: Coumadin, kein Aspirin.

SCHLAGANFALLS-RISIKO BEI PAT. MIT HI UND VH-FLIMMERN UNTER ASS-THERAPIE (CHADS 2-KRITERIEN)

Score-Faktor	Punkt	Gesamt	jährl. Insultrisiko
Herzinsuffizienz	1	0	1,9%
Hypertonie	1	1	2,8%
Alter > 75 J	1	2	4,0%
Diabetes mell.	1	3	5,9%
Anamn. TIA/Apo	2	4	8,5%
		5	12,5%
		6	18,2%

TABELLE 4.9

4. Therapie der Herzinsuffizienz

Aspirin versus Antikoagulation mit Vitamin K-Antagonisten (Marcoumar®, Sintrom®, Warfarin – in D und Ö nicht im Handel).

Aspirin reduziert das Thomboembolie-Risiko bei nicht-valvulärem VH-Flimmern in einer Metaanalyse um rund 20%, wohingegen Coumarine dieses um 60% gegenüber Plazebo vermindern [57]. Bei Vergleich zwischen Coumarin und Aspirin sind erstere eindeutig und signifikant dem Aspirin überlegen (Abb. 4.12) [57]. Leider wurden bei all diesen Studien Patienten mit höherem Alter bzw. mit erhöhtem Blutungsrisiko ausgeschlossen, sodass Rückschlüsse auf Blutungskomplikationen bei unserem Alltagskollektiv – nämlich der ältere Patient, nur bedingt möglich sind [28]. Als Zielwert einer Antikoagulantientherapie wird eine INR zwischen 2–3 zur Thromboembolie-Prophylaxe bei Pat. mit nicht-valvulärem VH-Flimmern empfohlen. In diesem Bereich sind sowohl thromboembolische Ereignisse aber auch zerebrale Blutungen am wenigsten zu erwarten (Abb. 4.13) [28].

AUSWIRKUNG DES AUSMASSES EINER ANTIKOAGULANTIENTHERAPIE

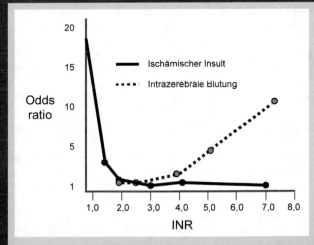

Auswirkung des Ausmaßes einer Antikoagulantientherapie (*INR* = international normalised ratio) auf das Thromboembolie- und Blutungsrisiko bei Pat. mit VH-Flimmern. Das hohe Embolierisiko, ausgedrückt durch die sog. „Odds ratio", nimmt mit der Antikoagulantientherapie ab und bleibt auch bei höherer INR nieder. Dabei nimmt jedoch das Blutungsrisiko deutlich zu. Eine Antikoagulantientherapie im INR-Bereich 2–3 zeigt eine maximale Thromboembolie-Prophylaxe bei sehr niedrigem Blutungsrisiko und ist daher als idealer Wert anzustreben. [Modifiziert nach 28]

ABB. 4.13

Kombinationen von Antikoagulantien oder eine Kombination zweier Thrombozyten-Aggregations-Hemmer (Aspirin und Thienopyridine wie Clopidogrel) haben keine entsprechenden Effekte gezeigt, weder dass sie eine geringere Blutungsrate aufwiesen, noch dass sie eine bessere Thromboembolie-Prophylaxe herbeiführen konnten. Diese Kombinationen können daher zur Therapie des VH-Flimmerns nicht empfohlen werden [28]. Andererseits konnte kürzlich in einer Beobachtungsstudie bei einem anderen Patientenkollektiv, Patienten nach Koronarstent und VH-Flimmern, gezeigt werden, dass eine Dreifach-Kombination von Warfarin mit Aspirin und einen Thienopyridin (Clopidogrel oder Ticlopedin) nicht zu einer höheren Anzahl von Blutungskomplikationen führte [58].

Unterbrechung der Antikoagulantien-Therapie: Manchmal muss wegen eines geplanten chirurgischen Eingriffs die Antikoagulantientherapie abgesetzt werden. Bei Patienten mit mittlerem Risiko (s.o.) kann dies für eine Woche ersatzlos durchgeführt werden. Bei Hochrisiko-Patienten, besonders bei jenen mit einem stattgehabten ischämischen zerebralen Ereignis bzw. wenn eine Antikoagulantientherapie für längere Zeit unterbrochen werden muss, empfiehlt sich die subkutane Verabreichung von niedermolekularem Heparin (LMWH) oder die intravenöse Gabe von unfraktioniertem Heparin (UFH) [28].

Zusammenfassend ist bei Patienten mit VH-Flimmern zunächst eine Risikostratifikation hinsichtlich eines thromboembolischen Ereignisses vorzunehmen, wobei sich das *CHADS 2-Score* überaus bewährt hat und sehr einfach in der täglichen Routine eingesetzt werden kann. Besteht ein höheres Thomboembolie-Risiko (ab 2 Risikofaktoren, bzw. wenn bereits anamnestisch ein ischämisches zerebrales Ereignis abgelaufen ist), dann ist eine Antikoagulantien-Therapie allen Thrombozyten-Aggregations-Hemmern, auch einer Kombination von Aspirin mit einem Thienopyridin, überlegen (Indikation I, Evidenz A). Mangelnde Daten gibt es derzeit hinsichtlich eines erhöhten Blutungsrisikos vor allem bei älteren Menschen unter einer Antikoagulantientherapie, wenngleich auch bei diesen eine INR zwischen 2–3 als Zielwert empfehlenswert erscheint. In diesem Bereich ist die maximale Thromboembolie-Prophylaxe bei minimalen Blutungskomplikationen zu erwarten [28]. Zu Beginn einer Antikoagulantien-Therapie sind wöchentliche, nach Erreichen des Zielwertes monatliche INR-Kontrollen angezeigt (Indikation I, Evidenz A).

Eine Verabreichung von Aspirin (81–325 mg tgl.) anstatt einer Antikoagulantientherapie ist nur bei niedrigem Thromboembolie-Risiko (CHADS 2 < 2) oder bei Kontraindikationen zur oralen Antikoagulation angezeigt (Indikation I, Evidenz A). (Dies sollte bei solchen Patienten klar dokumentiert werden!)

Auch bei VH-Flattern sollte eine Antikoagulantientherapie wie bei VH-Flimmern durchgeführt werden (Indikation I, Evidenz A).

Bei Pat. ohne mechanische Herzklappe, also u.a. bei VH-Flimmern und HI, kann die Antikoagulantien-Therapie z.B. wegen eines geplanten operativen Eingriffs für eine Woche pausiert werden (Indikation IIa, Evidenz C).

Die Antikoagulantientherapie sollte immer wieder reevaluiert werden, insbesondere ob diese noch fortgesetzt werden muss (Indikation IIa, Evidenz C).

■ Rhythmus- versus Frequenz-Kontrolle
VH-Flimmern führt durch den Verlust der synchronen atrialen Kontraktion, ferner über die irreguläre Kammerantwort, über die (üblicherweise) erhöhte Herzfrequenz und damit verschlechterte Koronar-Perfusion (Diastolendauer wird dabei verkürzt) zu einer Verringerung des Herzminuten-

Volumens um ca. 15–20%. Ist die Herzfrequenz über Wochen erhöht besteht die Gefahr der Entwicklung einer tachykardie-induzierten Kardiomyopathie (s. Kapitel 3.1). Die Vorhöfe nehmen an Volumen während des VH-Flimmerns zu, verkleinern sich jedoch meist wieder bei Herstellung des Sinusrhythmus.

Der unregelmäßige Herzschlag wird vom Patienten, wenn er plötzlich auftritt subjektiv als überaus unangenehm empfunden. Er adaptiert sich erst nach Tagen bis Wochen, sodass später diese Pat. oft völlig asymptomatisch von seiten des VH-Flimmerns werden.

KUMULATIVE MORTALITÄT (%) BEI PATIENTEN MIT VH-FLIMMERN

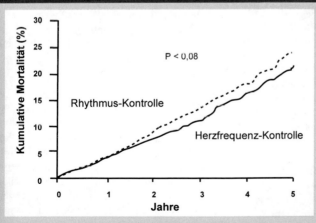

ABB. 4.14

Daher gibt es, aus hämodynamischen bzw. aus Gründen der Lebensqualität der Betroffenen Argumente, den Sinusrhythmus bei persistierendem VH-Flimmern wieder herzustellen, wenngleich die Lebenserwartung durch das VH-Flimmern alleine gegenüber der Frequenz-Kontrolle nicht beeinträchtigt ist. In der AFFIRM-Studie zeigte sich kein signifikanter Unterschied hinsichtlich der Lebenserwartung zwischen rhythmus-kontrollierten und herzfrequenz-kontrollierten Patienten mit VH-Flimmern, auch in der Subgruppenanalyse bei Pat. mit herabgesetzter LV-Funktion (Abb. 4.14) [59].

Rhythmuskontrolle bei paroxysmalem, persistierendem VH-Flimmern

Subjektive Beeinträchtigung durch VH-Flimmern, eine bessere Leistungsfähigkeit im Sinusrhythmus, eine Reduktion des Risikos thromboembolischer Komplikationen und schließlich das Vermeiden der Gefahr einer tachykardie-induzierten Kardiomyopathie, die zu einer weiteren Verschlechterung der bereits reduzierten LV-Funktion führt, veranlassen Pat. und behandelnde Ärzte diesen Weg, nämlich den der medikamentösen bzw. elektrischen Kardioversion und Erhaltung des Sinusrhythmus einzuschlagen [60].

Die Wiederherstellung des Sinusrhythmus bei einem paroxysmalen, nicht selbst terminierenden oder bei einem persistierenden VH-Flimmern (Dauer ≥ 7 Tage) erfolgt durch eine *medikamentöse bzw. eine elektronische Kardioversion* [28]. Die Notwendigkeit einer sofortigen (elektrische)

Kardioversion ist dann gegeben, wenn das VH-Flimmern für eine akute Herzinsuffizienz (Lungenödem), oder für ein Vorwärtsversagen (low output) mit einer Hypotension bzw. für Stenokardien bei einem Pat. mit einer ischämischen CMP ursächlich verantwortlich gemacht werden muss.

Da jede Form der Kardioversion ein gewisses Risiko eines thromboembolischen Ereignisses mit sich bringt, soll eine prophylaktische Antikoagulation unbedingt vorher eingeleitet werden, insbesondere wenn das VH-Flimmern länger als 48 Stunden andauert! [28]

Unabhängig von der Art der Kardioversion wird diese nur dann durchgeführt, wenn

- die Dauer des VH-Flimmerns nachweislich oder anamnestisch mit an Sicherheit grenzender Wahrscheinlichkeit kürzer als 48 Stunden andauert oder
- der Patient seit mindestens 4 Wochen im therapeutischen Bereich (INR 2–3) nachweislich antikoaguliert war.

Dadurch lässt sich das Thomboembolie-Risiko einer Kardioversion von 5% auf 1% senken [28]. Die Überprüfung des linken VH mittels trans-ösophagealem Echo (TEE) auf das Vorhandensein von Thromben und Durchführung einer Kardioversion bei negativem Befund ohne vorherige Antikoagulation erwies sich in einer Metaanalyse als unzuverlässig und wird daher nicht empfohlen [28].

Elektrische Kardioversion

- Elektrodenposition: Grundsätzlich sind zwei Positionen üblich, die häufiger an-

4. Therapie der Herzinsuffizienz

gewendete mit einer Elektrode rechts infraclaviculär und mit der zweiten Elektrode links lateral im Bereich der Herzspitze, die seltenere anterior-posteriore Position, die auf Grund der anatomischen Lage der Vorhöfe (LA liegt posterior) bei VH-Flimmern bessere Erfolgsraten aufweisen soll (Evidenz C) [61].

■ Einleitung der Narkose unter laufender EKG-Überwachung mit Dokumentation, event. nicht-invasives Blutdruck-Monitoring (NIBP) und Oxymetrie.

■ Elektroden-Gel auf Elektrodenflächen geben oder besser Gelpads auflegen, um Verbrennungen zu vermeiden.

■ Abstand der Defibrillator Elektroden zu ICD- und Schrittmacher-Generatoren einhalten, sonst Schädigung dieser Geräte durch die Kardioversion möglich.

■ R-Zacken-Triggerung am Defibrillator einschalten.

■ Bei VH-Flimmern ist eine biphasische Schockform, wie sie mit den neueren Defibrillatoren möglich ist, effektiver, als eine monophasische [62]. Daraus ergeben sich unterschiedliche Stromstärken bei der Kardioversion:

■ Monophasische Schockabgabe: Auch wenn ein initialer Schock mit 360 J effektiver hinsichtlich der Kardioversionsrate ist, steigt auch die Gefahr einer Schädigung des Myokards, sodass ein initialer Schock mit 200 J empfohlen wird, dessen Energie bei frustranem Ergebnis bis auf 360 J gesteigert werden kann [61, 62].

■ Biphasische Schockabgabe: Nach den bisher vorliegenden Ergebnissen benötigt diese Schockform, verglichen mit der monophasischen Energieabgabe, weniger Strom, sodass eine initialer Schock mit 120–150 J derzeit empfohlen wird [62].

■ Die Erfolgsraten einer elektrischen Kardioversion bei VH-Flimmern liegen bei 90% [61]. Je länger das VH-Flimmern bereits dauert, aber auch je schwerer der Patient ist, desto geringer wird die Konversionsrate.

■ Eine adjuvante Verabreichung von Antiarrhythmika nach frustraner und vor der nächsten Kardioversion zur Erhöhung der Erfolgsrate und Verringerung der Rückfallrate (Indikation IIa, Evidenz C) bzw. eine Vorbehandlung mit verschiedenen Antiarrhythmika (Propafenon, Flecainide, Ibutilide, Sotalol, Amiodarone) wird empfohlen (Indikation IIa Evidenz B) [28, 61], wobei Patienten mit HI und somit herabgesetzter LV-Funktion ausschließlich Amiodarone erhalten sollten. Grund: Zunehmender pro-arrhythmogener Effekt mit schlechter werdender LV-Funktion der anderen Antiarrhythmika (s. Kapitel 4.5 und Abb. 4.9)!

Komplikationen sind bei der elektrischen Kardioversion selten, wenn die entsprechenden Vorbereitungen beachtet werden. Sie beziehen sich auf

■ das Risiko einer Allgemein-Anästhesie,
■ die Auslösung ventrikulärer Arrhythmien (ventrikuläre Tachykardie, Kammerflimmern) bei fehlender R-Triggerung,

- thromboembolische Ereignisse bei nicht entsprechender Antikoagulierung bzw. Abklärung des thromboembolischen Risikos,
- Verbrennungen der Haut durch die externen Defibrillator-Elektroden.

Die Erhaltung des Sinusrhythmus hängt von den dem VH-Flimmern zugrunde liegenden Pathologien, dem Substrat bzw. von den das VH-Flimmern auslösenden Triggern ab. Ohne antiarrhythmische Prophylaxe beträgt die Rückfallrate in einem unselektierten Patientengut 65%, welche durch die Verwendung von Amidoarone auf 35% gesenkt werden kann [61]. (Andere Antiarrhythmika kommen bei Pat. mit HI nicht in Frage, da die Gefahr der Proarrhythmie zu groß ist, sie eine negativ inotrope Wirkung und außerdem eine geringere Erfolgsrate aufweisen.)

Nachteile der Amiodarone-Therapie sind die Nebenwirkungen (s. Kapitel 5.5.1), aber auch der bradykardisierende Effekt, sodass doch öfter dann eine Schrittmacher-Implantation durchgeführt werden muss bzw. sich eine HI verschlechtern kann.

Pharmakologische Kardioversion

Zunächst gilt dasselbe, wie für die elektrische Kardioversion:

- Dauer des VH-Flimmerns: nachweislich oder anamnestisch mit an Sicherheit grenzender Wahrscheinlichkeit kürzer als 48 Stunden oder
- der Patient ist seit mindestens 4 Wochen im therapeutischen Bereich (INR 2–3) nachweislich antikoaguliert.

Grundsätzlich wird die pharmakologische Kardioversion mit einer Reihe von Antiarrhythmika empfohlen, wobei zahlreiche Studien die Wirksamkeit derselben nachweisen (Indikation I, Evidenz A) [28]. Bei dem hier behandelten Patienten mit einer chronischen HI ist der Einsatz dieser Medikamente durch deren negative Inotropie und den mit abnehmender LV-Funktion zunehmenden pro-arrhythmogenen Effekt überaus limitiert und praktisch in erster Linie auf Amiodarone, eventuell noch Propafenon beschränkt.

Das ebenfalls empfohlene Konzept der „Pill in the pocket", also des Medikamentes, das im Anfall zur Kardioversion einzunehmen ist, lässt sich nur für Amiodarone bei Patienten mit HI und paroxysmalen VH-Flimmern empfehlen (Indikation I, Evidenz C) [28]. In der Praxis wird dem Patienten z.B. bei einer Dauertherapie von jedem zweiten Tag 200 mg Amiodarone empfohlen, bei neuerlichem Auftreten von VH-Flimmern diese Dosis auf 3 x tgl. 200 mg für 3 Tage zu steigern und dann wieder für mehrere Wochen auf tgl. 200 mg zurückzugehen. Dies ist eine Empfehlung unter Abwägung von Erfolg und möglichen Nebenwirkungen, jedoch ohne Basis von Studienresultaten (Indikation IIb, Evidenz C).

Im übrigen sollte eine pharmakologische Kardioversion erstmals im Krankenhaus unter stationären Bedingungen erfolgen, da Wirkung und Nebenwirkungen beim einzelnen Patienten nicht vorhersehbar sind.

Neben der Amiodarone-Therapie haben sich andere Medikamente bei Pat. mit

guter („preserved") bzw. nur gering eingeschränkter LV-Funktion bewährt wie z. B.
600 mg Propafeneon p. o. bzw. das bei uns
nicht im Handel befindliche Dofetilide.
Digoxin und Sotalol werden nicht zur
pharmakologischen Kardioversion empfohlen (Indikation III, Evidenz A) [28].
Insgesamt sind die publizierten Erfahrungen einer pharmakologischen Kardioversion bei Pat. mit VH-Flimmern und HI
überaus rar, sodass Empfehlungen vornehmlich auf persönlichen Erfahrungen
bzw. auf kleinere Studien basieren [28].

Herzfrequenz-Kontrolle bei persistierendem und permanentem VH-Flimmern

Die Herzfrequenz bei VH-Flimmern kann
außerordentlich variieren und von extre-
men Bradykardien mit der Folge einer zerebralen Minderperfusion und der Notwendigkeit zu einer Schrittmacher-Implantation bis zum tachykarden VH-Flimmern
mit der Gefahr der weiteren Verschlechterung der LV-Funktion durch eine tachykardie-induzierte Kardiomyopathie führen.
Als Zielwerte einer Herzfrequenz-Kontrolle werden beim VH-Flimmern durchschnittliche Herzfrequenzen in Ruhe
zwischen 60–80/Minute und bei leichter
Belastung zwischen 90–115/Minute empfohlen [28].
Um eine adäquate HF-Kontrolle zu erzielen, werden bei tachykardem VH-Flimmern primär Medikamente aus dem Bereich der neurohormonalen Blockade (s.
Kapitel 4.2), nämlich ACE-Hemmer, ARB
und vor allem Betablocker empfohlen, die

nicht nur der Herzfrequenz-Kontrolle dienen, sondern auch die LV-Funktion verbessern und die Mortalität senken [28].
Reichen diese nicht aus, so ist dies eine
der wenigen Indikationen für die Anwendung von Digitalis – zur Herzfrequenz-
Regulation. Kalzium-Antagonisten sollten
wegen deren grundsätzlichen negativ inotropen Wirkung nicht zum Einsatz kommen. Sollte sich ein tachykardes VH-Flimmern als überaus therapie-refraktär erweisen, so steht auch die Möglichkeit einer
AV-Knoten Ablation mit der Folge eines
totalen AV-Blocks und anschließender
Schrittmacher-Implantation offen.
Immer wieder wird der bradykardisierende Effekt von Amiodaron zur HF-Kontrolle eingesetzt. Es muss erinnert werden,
dass die primäre Indikation für die Anwendung des doch teuren und nicht gerade nebenwirkungs-armen Medikamentes
die pharmakologische Kardioversion und
die Aufrechterhaltung des Sinusrhythmus
und nicht die HF-Kontrolle sind!
Eine Herzfrequenz-Kontrolle bei bradykardem VH-Flimmern beginnt mit der
Überprüfung der Medikation des Patienten: Nimmt er bradykardisierende Substanzen ein (Betablocker, Kalzium-Antagonisten, Digitalis, Antiarrhythmika etc.)?
Können diese abgesetzt werden oder sind
diese unbedingt notwendig?
Nimmt der Pat. keine bradykardisierenden Medikamente ein oder ist deren
Verabreichung unbedingt notwendig (z. B.
Beta-Blocker oder Amiodarone), dann ist
die Schrittmacher-Implantation mit und
ohne Defibrillator (ICD) Therapie der
Wahl.

Zusammenfassend bieten sowohl die Rhythmuskontrolle als auch die Herzfrequenz-Kontrolle bei Patienten mit VH-Flimmern Vor- und Nachteile. Es ist keine Methode der anderen unterlegen, insbesondere gibt es keinen Unterschied hinsichtlich der Mortalität.

Einen Sinusrhythmus erhalten bedeutet weniger Symptome, also eine bessere Lebensqualität, eine bessere Hämodynamik und somit ein Hintanhalten des Remodelling-Prozesses, ein signifikant geringeres Embolie-Risiko und die Möglichkeit, Antikoagulantien abzusetzen und somit kein weiteres Blutungsrisiko durch diese Medikamente einzugehen. Nachteile sind die permanente prophylaktische Einnahme eines Antiarrhythmikums mit den Gefahren eines lebensbedrohlichen proarrhythmogenen Effektes, der weiteren Verschlechterung der bereits reduzierten LV-Funktion, den Nebenwirkungen und letztlich auch der hohen Rezidivrate trotz antiarrhythmischer Therapie.

Die Vorteile der Herzfrequenz-Kontrolle bei Pat. mit VH-Flimmern sind eine sichere Medikation von üblicherweise gut verträglichen Medikamenten, die auch der HI zugute kommen. Nachteile sind eine lebenslange Antikoagulantien-Therapie mit der Gefahr einer zerebralen Blutung, schrittmacherpflichtige Bradyarrhythmien und der Remodelling-Prozess des linken Ventrikels.

Daher besteht eine Notwendigkeit, diese Entscheidung zu individualisieren, wobei Empfehlungen dahingehen, bei Pat. >65 Jahren und einer herabgesetzten LV-Funktion mit geringen auf das VH-Flimmern zurückzuführenden Symptomen einer Herzfrequenz-Kontrolle zu zuführen [60].

4.5.3 Ventrikuläre Arrhythmien

Mit Verschlechterung des klinischen NYHA-Stadiums nehmen bei Pat. mit HI komplexe ventrikuläre Arrhythmien im allgemeinen zu, gleichzeitig nimmt das Risiko am plötzlichen Herztod zu versterben ab. Der Tod am Herzversagen nimmt zu (Abb. 4.8) [10]. Es ist daher notwendig, einerseits ventrikuläre Arrhythmien z.B. im Langzeit-EKG zu erfassen, deren Bedeutung zu stratifizieren und primär präventive Maßnahme, wenn sinnvoll, zu ergreifen. Nach einem gravierenden Ereignis, wie Überleben eines Herz-Kreislaufstillstands oder nach einem (nicht ischämischen) Kammerflimmern oder nach einer anhaltenden ventrikulären Tachykardie (VT) sind sekundär präventive Maßnahmen angezeigt.

Zur Terminologie sei erwähnt, dass anhaltende von nicht-anhaltenden VTs unterschieden werden. Eine anhaltende VT ist definiert durch eine Dauer von mindestens 30 Sekunden bzw. einer schon früher benötigte therapeutischen Intervention. Eine nicht anhaltende VT ist charakterisiert durch ventrikuläre Salven, beginnend mit einem Triplet bis zu einer Dauer von < 30 Sekunden.

Therapeutische Maßnahmen bei ventrikulären Arrhythmien und herabgesetzter LV-Funktion umfassen allgemeine Maßnahmen, wie Ausgleich der Elektrolyte (Diuretika – Kalium, Magnesium), Therapie einer Hyperthyreose (Amioda-

4. Therapie der Herzinsuffizienz

rone), Therapie der Ischämie (durch ACBP, PTCA, Medikamente), Therapie der akuten Links-Dekompensation (Indikation I, Evidenz C) [63] bis hin zur Gabe von Antiarrhythmika, vornehmlich Amiodarone, bzw. Implantation eines ICDs. Dazu ist aber eine Differenzierung der Ursache der HI in eine ischämische und nicht-ischämische Genese notwendig.

Ventrikuläre Arrhythmien bei ischämischer Genese der HI

Voraussetzung für jede weitere Maßnahme bei einer ischämischen Kardiomyopathie ist die maximale antiischämische Therapie, sei es durch Revaskularisations-Maßnahmen, sei es durch eine medikamentöse Therapie [63].

Für primär präventive Maßnahmen spielen ventrikuläre Arrhythmien seit den Ergebnissen der MADIT-Studien [64] keine Rolle mehr. Unabhängig von diesen führt die ICD-Implantation bei Patienten nach einem Herzinfarkt mit einer nach 40 Tagen noch reduzierten LV-Funktion ≤30% unabhängig vom klinischen Stadium zu einer signifikanten Mortalitätsreduktion (Indikation I, Evidenz A) [63, 64].

Ebenso klar ist die ICD-Implantation als sekundär präventive Maßnahme bei Patienten mit dokumentiertem Kammerflimmern (außerhalb eines akuten Herzinfarktes) bzw. mit einer dokumentierten anhaltenden VT, dann wenn keine Revaskularisations-Maßnahmen mehr möglich sind, insbesondere als die Rezidivrate bei ca. 40% innerhalb eines Jahres liegt [64].

Lehnt der Patient mit einer stabilen anhaltenden VT bei reduzierter LV-Funktion eine ICD-Implantation ab, dann erscheint eine Therapie mit Amidoarone möglich (Indikation IIa, Evidenz C) [63]. Auch Sotalol und Amiodarone in Kombination mit einem Betablocker können bei Pat. mit VT – unklar ist, ob anhaltend oder nicht – verabreicht werden (Indikation IIa, Evidenz B und C).

Amiodarone wird auch als zusätzliche Therapie nach einer ICD-Implantation empfohlen, wenn neuerlich häufige VT- oder Kammerflimmer-Episoden auftreten (Indikation IIa, Evidenz C).

Nicht indiziert ist eine prophylaktische antiarrhythmische Therapie bei Patienten mit einer KHK und nachgewiesenen, nicht-anhaltenden Tachykardien (Indikation III, Evidenz B). Selbstverständlich sollten bei diesen Patienten Klasse Ic Antiarrhythmika vermieden werden (Indikation III, Evidenz A) [63].

Zusammenfassend ist die Ventrikel-Funktion derzeit das ausschlaggebende Kriterium für eine primär Prävention nach einem Herzinfarkt durch eine ICD-Implantation. Nach Kammerflimmern oder nach einer anhaltenden VT ist eine ICD-Implantation als sekundär präventive Maßnahme indiziert. Bei Ablehnung der ICD-Implantation scheint die alleinige Gabe von Amiodarone bzw. zusätzlich zu einem Betablocker eine vertretbare Alternative. Andere ventrikuläre Arrhythmien, wie VES oder nicht-anhaltende VTs bedürfen unabhängig von der LVF keiner antiarrhythmischen Therapie.

Ventrikuläre Arrhythmien bei nicht ischämischer Genese der HI

Eine Risikostratifikation ist bei Patienten mit reduzierter LV-Funktion und ventrikulären Arrhythmien überaus schwierig. Ventrikuläre Extrasystolen (VES) und nicht anhaltende VT korrelieren zwar mit dem Schweregrad der Erkrankung und treten bei den meisten Pat. mit stark herabgesetzter LV-Funktion auf, sind dadurch aber leider kein Parameter mehr zur Risikostratifikation. Es wird sogar angenommen, dass nicht anhaltende VT bei Pat. mit einer besseren LV-Funktion einen höheren prädiktiven Wert aufweisen [63]. Daraus ergeben sich folgende Empfehlungen:

Eine elektrophysiologische Untersuchung ist bei Pat. mit nicht-ischämischer Kardiomyopathie sinnvoll

- Bei vorliegen einer Breit-QRS-Komplex-Tachykardie zur Abklärung eines Bundel-Branch Reentry´s, der dann kurativ abliert werden kann (Indikation I, Evidenz C);
- Wenn rezidivierende Palpitationen, Präsynkopen oder Synkopen vom Patienten berichtet werden (Indikation I, Evidenz C).

Ein ICD wird bei HI-Pat. mit Kammerflimmern bzw. anhaltender VT dann empfohlen, wenn sie eine optimale HI-Therapie erhalten und eine Lebenserwartung mit akzeptabler Lebensqualität von mindestens einem Jahr haben (Indikation I, Evidenz A) bzw. wenn eine Synkope unklarer Ursache erleiden (Indikation IIa, Evidenz C), aber auch ohne Synkope bzw. ventrikuläre Arrhythmien bei den sonstigen erwähnten Kriterien (Indikation IIb, Evidenz C) [63].

Obwohl die SCD-Heft Studie insgesamt die Überlegenheit des ICD gegenüber einer Amiodarone-Therapie bzw. Placebo gezeigt hat (Mortalitätsreduktion 23rel%), findet sich in der nicht-ischämischen Subgruppe nur eine grenzwertige Mortalitätsreduktion (Abb. 4.15) [53]. Amidoarone wird in den Richtlinien mit einer Indikation IIb und einer Evidenz C bei diesen Patienten bewertet [63].

Insgesamt ist der präventive Effekt von Antiarrhythmika, von denen bei Pat. mit HI praktisch neben den Betablockern ausschließlich das Amiodarone in Frage kommt, überaus limitiert, bzw. einer ICD-Implantation im allgemeinen unterlegen. Amidoarone kommt als Alternative dann in Frage, wenn vom Patienten eine ICD-Implantation abgelehnt wird, bzw. wenn die Lebenserwartung kürzer als ein Jahr ist, was ethisch zumindest diskutabel ist.

4.6 Therapie-refraktäre chronische Herzinsuffizienz

Sind im wesentlichen die konservativen medikamentösen Therapieverfahren wie Diuretika und neurohormonale Therapie ausgereizt, der Patient also, soweit er es verträgt, „optimal" medikamentös versorgt, jedoch weiterhin manifest herzinsuffizient, vor allem wenn ein Vorwärtsversagen auftritt, dann sind positiv inotrope Substanzen bzw. die neuen Ca-

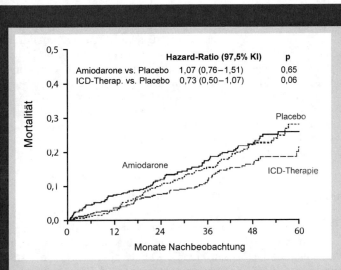

Mortalität der Patienten mit reduzierter LV-Funktion im klinischen Stadium NYHA II und III mit nicht-ischämischer Kardiomyopathie unter Placebo, Amiodarone-Therapie und ICD-Implantation (SCD-Heft). [Modifiziert nach 53; Bardy GH, Lee KL, Mark DB, Poole JE, Packer DL, Boineau R, Domanski M, Troutman C, Anderson J, Johnson G, McNulty SE, Clapp-Channing N, Davidson-Ray LD, Fraulo ES, Fishbein DP, Luceri RH, Ip JH for the Sudden Cardiac Death in Heart Failure Trial (SCD-HeFT) Investigators (2005) Amiodarone or an Implantable Cardioverter-Defibrillator for Congestive Heart Failure. N Engl J Med 352: 225–237. Copyright © (2005) Massachusetts Medical Society. All rights reserved]

ABB. 4.15

Sensitizer indiziert. Diese werden im Kapitel 4.7 bei der Therapie der akuten HI abgehandelt.

Orale Inotropika führten zu einer Mortalitätssteigerung und sind daher kontraindiziert (Indikation III, Evidenz A) [2].

Die intravenöse Verabreichung von positiv inotropen Substanzen führt bei Patienten mit schwerer HI und peripherer Minderdurchblutung vorübergehend zu einer Besserung des Herzminuten-Volumens, jedoch unter Erhöhung des myokardialen Sauerstoffbedarfs und zu keiner nachweisbaren Verbesserung der Prognose.

Ca-Sensitizer, wie z.B. das Levosimendan werden bei der chronischen, therapierefraktären HI intermittierend mit Erfolg eingesetzt. Auffallend ist die gute Verträglichkeit und vor allem die Nachhaltigkeit. Studien hinsichtlich deren Auswirkung auf die Prognose sind unterwegs. Ob eine intermittierende Levosimendan-Therapie in regelmäßigen Abständen, z.B. alle 8 Wochen, einer sich nach dem klinischen

Stadium richtenden Intervalltherapie überlegen ist, kann derzeit noch nicht beurteilt werden (s. Kapitel 4.7).

Das Armamentarium der chronischen HI-Therapie wird schließlich erweitert durch Geräteimplantationen wie die kardiale Resynchronisations-Therapie (CRT) (s. Kapitel 5.2.1), durch die intrathorakale Impedanz-Messung (Kapitel 5.3), durch den LVAD (Kapitel 6.1.2) und schließlich durch die Herztransplantation (Kapitel 6.1.1).

4.7 Therapie des akuten Links-Herzversagens [3]

Das akute Herzversagen ist charakterisiert durch das rasche und plötzliche Auftreten von Dekompensations-Symptomen (Atemnot ...) als Folge einer kardialen Dysfunktion. Diese kann den linken, aber auch den rechten Ventrikel betreffen. Es kann durch eine systolische oder durch eine diastolische links-ventrikuläre Dysfunktion verursacht sein. Es kann ferner neu auftreten oder bei bereits bekannter HI eine akute Verschlechterung charakterisieren.

In all diesen Fällen ist ein rasches therapeutisches Handeln indiziert.

4.7.1 Hämodynamik des akuten Links-Herzversagens

Um einen besseren Überblick über die hämodynamische Basis eines akuten Links-Herzversagens zu bekommen, hat sich seit langem die Klassifikation nach Forrester bewährt (Abb. 4.16) [65]. Diese wurde pri-

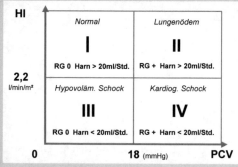

KLINISCHE KLASSIFIKATION DES AKUTEN HERZVERSAGENS NACH FORRESTER

HI = SV X HF/KÖ (*HI* = Herzindex, *SV* = Schlagvolumen d. linken Ventrikels, *HF* = Herzfrequenz, *KÖ* = Körperoberfläche in m²). *PCV* = pulmonal-kapillarer Verschlussdruck; *RG* = auskultatorisch feuchte Rasselgeräusche über beiden Lungen [nach 65]

ABB. 4.16

4. Therapie der Herzinsuffizienz

mär nach hämodynamischen Kriterien, basierend auf heute kaum mehr verwendeten Pulmonalis-Kathetern, mit Bestimmungen des HMV (Herz-Minuten-Volumens) entwickelt und mit klinischen Kriterien korreliert, sodass dieses Schema heute einfach auch beim nicht hämodynamisch monitierten Patienten angewendet werden kann: Dem erhöhten links-ventrikulären Füllungsdruck, indirekt gemessen durch den Pulmonal-Kapillar-Verschlussdruck (PCV oder PCW, w – wedge) werden klinisch feuchte Rasselgeräusche (RG) über beiden Lungen (bzw. vor allem im angloamerikanischen Raum ein S₃) gegenübergestellt (s. Kapitel 3.23., Abb. 3.6). Dies ist Ausdruck des Rückwärtsversagens, der Lungenstauung, des Lungenödems. Anderseits repräsentiert die stündlich produzierte Harnmenge den Perfusionsdruck der Niere, der durch den Herzindex (= Herz-Minuten-Volumen/Körperoberfläche, l/min x m²) aufrechterhalten wird. Kommt es zu einem Vorwärtsversagen, so sinkt zunächst, vereinfacht dargestellt, der systolische RR, verbunden mit abnehmenden Harnmengen. Eine Oligurie bzw. Anurie tritt auf.

Klinische Zeichen für ein Ansteigen des LV-enddiastolischen Drucks (repräsentiert durch den PCV, Abb. 4.16) und somit des Rückwärtsversagens sind neben den erwähnten

- feuchten Rasselgeräuschen über den Lungen besonders
- Orthopnoe
- Stauung der Jugular-Venen
- Aszites

- Beinödeme
- Allgemein ist der klinische Eindruck „feucht".

Klinische Zeichen des Vorwärtsversagens, also der Abnahme des Herzindex sind neben der

- Oligurie (stündliche Harnmenge < 2 ml/min) auch
- Hypotonie (Achtung: Periphere Vasokonstriktion verursacht zu niedrigen NIBP aber auch falsch nieder bei invasiver Messung!)
- Geringe RR-Amplitude
- Kalte Extremitäten
- Hyponatriämie
- Renale Insuffizienz (Ansteigen der Retentionsparameter)
- Bewusstseins-Störungen als Ausdruck der zerebralen Minderperfusion: Somnolenz etc.
- Allgemein ist der klinische Eindruck „kalt".

Unter Berücksichtigung dieser gemessenen bzw. klinisch erfassten Parameter ergeben sich vier Forrester-Stadien mit unterschiedlichen therapeutischen Konsequenzen:

- *Stadium I* ist der Normale Zustand, ohne hämodynamische Auswirkungen. Beim akuten Herzinfarkt wird noch ein sog. hyperdynamisches Stadium unterschieden, charakterisiert durch eine sympathikus-induzierte Herzfrequenz-Steigerung bei unauffälliger peripher Perfusion. Therapie der Wahl ist die Verabreichung von Beta-Blockern. (Klinik: „Warm und trocken")

- *Stadium II:* Zunehmende Atemnot, das vermehrte Auftreten von feuchten RGs über beiden Lungen (bzw. ein neuer dritter Herzton) weisen auf ein Rückwärtsversagen hin, das im Extremfall zu einem Lungenödem führt. Therapie der Wahl sind Diuretika, und Vasodilatatoren, wie Nitroglycerin. (Klinik: „Warm und feucht")
- *Stadium III:* Der Pat. hat zwar keine Atemnot bzw. sind auch keine RG objektivierbar. Es ist jedoch der Herzindex herabgesetzt, sodass der periphere Blutdruck absinkt und Zeichen einer peripheren Minderperfusion auftreten, u. a. eine Oligurie. Dieses Stadium wird als hypovolämischer Schock bezeichnet, der zunächst durch Flüssigkeits-Substitution behandelt wird. Bereits eine Infusionsmenge von 250 ml zeigt, in welche Richtung des Forrester-Schemas sich die Hämodynamik entwickelt: Ist wirklich nur die Hypovolämie im Vordergrund, dann wechselt der Pat. vom Stadium III nach I (Abb. 4.16). Je nachdem wie stark die kardiale Dysfunktion ausgeprägt ist, kann dann eine Links-Dekompensation mit Lungenödem (Wechsel von III nach II) oder auch ein kardiogener Schock, also ein Vorwärtsversagen (Wechsel von Stadium III nach IV) demaskiert werden. (Klinik: „Kalt und trocken")
- *Stadium IV* ist der ausgeprägte kardiogene Schock, das Vorwärtsversagen mit Minderperfusion der peripheren Organe. Therapie der Wahl sind Vasodilatatoren, positiv inotrope Substanzen, bzw. mechanische Unterstüt-

zungen (Assist devices, s. Kapitel 7). (Klinik: „Kalt und feucht")

4.7.2 Sauerstoff und Beatmung bei akuter HI

Eine O_2-Sättigung (SaO$_2$) von 95–98% ist das Ziel, um eine adäquate Organperfusion zu gewährleisten (Indikation I, Evidenz C) [3]. Gelingt dies mit konservativen Maßnahmen (Maske) nicht, so zeigen randomisierte Studien, dass eine CPAP bzw. eine NIPPV-Beatmung ohne Intubation diese im akuten Lungenödem hinauszögern lassen (Indikation IIa, Evidenz A). Hinsichtlich einer Mortalitäts-Reduktion dadurch liegen zwar Trends, aber keine signifikanten Daten vor. Anderseits wird empfohlen, eine endotracheale Intubation mit maschineller Beatmung nur dann im Lungenödem durchzuführen, wenn die anderen erwähnten Maßnahmen nicht zum gewünschten Resultat führen [3].

4.7.3 Morphine

Beim Lungenödem sind Morphine indiziert (Indikation IIb, Evidenz B). Neben dem angstlösenden Effekt verursachen Morphine auch eine Dilatation der Venen und auch in geringerem Ausmaß der Arterien, was zu einer hämodynamischen Entlastung des Herzens führt.

4.7.4 Diuretika

sind Therapie erster Wahl im Lungenödem, die schon vorort begonnen wird, bevorzugt Schleifendiuretika (Furosemid 20–40 mg i.v.). Neben dem diuretischen

4. Therapie der Herzinsuffizienz

Effekt weisen diese auch vasodilatatorische Eigenschaften auf, die ebenfalls neben dem Flüssigkeits-Entzug zu einer Verbesserung der Hämodynamik führen (Indikation IIb, Evidenz C) [3].

4.7.5 Vasodilatantien

4.7.5.1 Nitrate verbessern die Symptome der pulmonalen Stauung. Im Lungenödem sind die intravenöse Verabreichung von Nitrate in Kombination mit Furosemid die effektivste Therapie, wobei Nitrate in Abhängigkeit des Blutdruckes titriert werden müssen (Indikation I, Evidenz B). Initial werden Nitrate peroral (Nitro-Spray) verabreicht. Auch hier hängt die Menge (Anzahl der Hübe) vom peripheren Blutdruck ab.

4.7.5.2 Natrium-Nitroprussid wird unter stationären Bedingungen am monitorisierten Patienten mit schwerer HI bzw. mit erhöhtem peripheren Gefäßwiderstand empfohlen. (Titration von 0,3 µg/kg/min auf 1 µg/kg/min bis max. 5 µg/kg/min) (Indikation I, Evidenz C) [3].

4.7.5.3 Nesiritide (s. Kapitel 4.4) ist ein in Österreich und Deutschland derzeit nicht zugelassenes rekombinantes natriuretisches Peptid, das intravenös zur Senkung des pulmonalvenösen Druckes bei Patienten mit akuter Herzinsuffizienz und pulmonaler Hypertension führen kann. Im Vergleich zu Therapie mit nicht-positiv-inotropen Substanzen ist Nesiritide mit einer höheren Mortalität assoziiert. Darüber hinaus kam es häufiger zu Nierenfunktionsstörungen mit erhöhten Kreatinin-Werten. Bis zum Vorliegen weiterer Studien sollte Nesiritide nur bei stationären Patienten, bei denen die Standard-Kombinationstherapie mit Diuretika und Nitrate nicht wirksam war, als Reservepräparat eingesetzt werden [3].

4.7.5.4 Kalzium-Antagonisten (Verapamil, Dltiazem, Dihydropyridine) sind bei akuter HI kontraindiziert [3].

4.7.6 Positiv inotrope Substanzen

4.7.6.1 Dobutamin, Dopamin

Dobutamin stimuliert die Beta1- und Beta2-Rezeptoren, Dopamin wirkt auf die peripheren dopaminergen Beta- und Alpha-Rezeptoren. Beide steigern zunächst das Schlagvolumen, jedoch auch den myokardialen O_2-Verbrauch. Die HF nimmt zu. Beide wirken pro-arrhythmogen. Diese Vor- aber auch Nachteile haben zu einer überaus zurückhaltenden Anwendung dieser Substanzen geführt. Sie können daher bei hypotensiver akuter Links-Herzinsuffizienz angewandt werden (Abb. 4.18) (Indikation IIb, Evidenz C) [3].

4.7.6.2 Typ III Phosphodiesterase-Hemmer (PDEI)

Sie wirken über einen Spaltung der cAMP zu AMP und erhöhen so die AMP. Milrinone und Enoximone sind die einzigen in der Klinik eingesetzten PDIs, die bei Patienten mit akuter Linksherzinsuffizienz dann angewandt werden, wenn ein hypotensives Vorwärtsversagen besteht (Abb. 4.18) (Indikation IIb, Evidenz C).

Sie wirken positiv inotrop und haben einen vasodilatierenden Effekt auf die peripheren Gefäße. Sie heben, im Gegensatz zu den Katecholaminen, die Wirkung der Betablocker nicht auf und werden daher bei Pat. mit einer notwendigen Betablocker Therapie bevorzugt (Indikation IIa, Evidenz C).

Es konnte bei den PDEI kein Effekt hinsichtlich einer besseren Überlebensrate nachgewiesen werden. Vielmehr kam es bei peroraler Anwendung derselben zu einer Mortalitäts-Steigerung.

4.7.6.3 Ca-Sensitizer Laevosimendan

Im Gegensatz zu den positiv inotropen Substanzen und den PDE wirken Ca-Sensitizer nicht primär über eine Vermehrung der intrazellulären Ca-Ionen. Sie erhöhen vielmehr die Sensibilität des bereits mit Ca-Ionen gesättigten Troponin C (Abb. 4.17). Das Ausmaß des Effekts ist wieder abhängig von der Konzentration des intrazellulären, ionisierten Ca [66]. Durch diesen Mechanismus werden einerseits positive hämodynamische Effekte ähnlich den Inotropika und den PDEI erzielt, ohne jedoch über eine erhöhte intra-

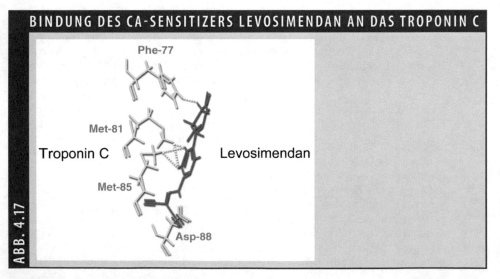

BINDUNG DES CA-SENSITIZERS LEVOSIMENDAN AN DAS TROPONIN C

Phe-77

Met-81

Troponin C

Met-85

Levosimendan

Asp-88

ABB. 4.17

4. Therapie der Herzinsuffizienz

zelluläre Ca-Ionen-Konzentration zu Arrhythmien und zum Zelltod zu führen.

Da der wirksame Metabolit des zur Zeit am weitesten verbreiteten und am besten untersuchten Ca-Sensitizers Levosimendan eine überaus lange Halbwertszeit aufweist, ist – wieder im Gegensatz zu den Inotropika, eine Nachhaltigkeit des Effekts gegeben. So hält z.B. die hämodynamische Wirkung einer 24-stündigen Levosimendan-Infusion mehr als eine Woche an. Unterstützt wird dieser Effekt des Ca-Kanal Sensitizers durch die zusätzliche Wirkung als Phospho-Diesterase-Hemmers, bei dem die Ca-Ionen-Konzentration intrazellulär erhöht wird.

Im weiteren führt Levosimendan über den Effekt der Öffnung der mitochondrialen ATP-abhängigen K-Kanäle (K-Kanal-Öffner) zu einer Vasodilatation sowohl der peripheren Gefäße, als auch der Koronarien.

Bisher vorliegende klinische Studien zeigen, dass sich die Hämodynamik bei Pat. mit einem Vorwärts-Versagen signifikant bessert und dass dieser Effekt anhält, ferner dass verglichen mit Dobutamin es mehr Pat. unter Levosimendan subjektiv besser geht und dass im Gegensatz zum Dobutamin das BNP nachhaltig über Tage hinaus signifikant absinkt, wohingegen es unter Dobutamin sogar eine weiter steigende Tendenz hat. Hinsichtlich der Mortalität nach 31 Tagen und 6 Monaten schneiden die mit dem Ca-Sensitizer behandelten Patienten signifikant besser ab als unter Dobutamin.

Dies hat dazu geführt, dass in den ESC-Richtlinien die Verabreichung von Levosimendan bei katecholaminpflichtiger HI mit einem syst. Blutdruck zwischen 85–100 mmHg als Indikation IIa mit einem Evidenzgrad B geführt wird (Abb. 4.18) [3].

Die heutige praktische Anwendung von Levosimendan zielt auf Patienten mit einer systolischen HI und hydropischer Dekompensation im NYHA Stadium III und IV ab, wobei eine kontinuierliche Infusion von 0,1–0,4 µg/kg über 24 Stunden unter EKG-Monitoring und regelmäßiger RR-Kontrolle verabreicht wird.

Ob diese Infusionen in regelmäßigen, z.B. 4–6-wöchigen Abständen wiederholt werden soll, oder nur bei neuerlicher Verschlechterung, wird derzeit ebenso untersucht, wie eine orale Verabreichung.

4.7.6.4 Vasopressoren (Epinephrine, Norepinephrine)

Epinephrin ist ein Katecholamin mit hoher Affinität zu den Beta1-, Beta2- und Alpha-Rezeptoren und wird mit einer Infusionsrate von 0,05–0,5 µg/kg/min dann angewandt, wenn die systolische, hypotensive HI auf Dobutamin nicht anspricht und der RR weiterhin niedrig bleibt (85–100 mmHg) [3].

Norepinephrin stimuliert die Alpha-Rezeptoren und erhöht weiter den peripheren Gefäßwiderstand. Es wird daher bei Hypotonie mit niedrigem peripheren Gefäßwiderstand in einer Dosierung von 0,2–1,0 µg/kg/min eingesetzt [3].

4.7.6.5 Herzglykoside

Hemmen die myokardiale NA-K-ATPase, was zu einem positiv inotropen Effekt führt. Sie werden jedoch nicht für den Einsatz bei akuter systolischer HI empfohlen, insbesondere nach einem akuten Herzinfarkt. Überlegenswert erscheint im Einzelfall der Einsatz von Digitalis nur zur HF-Regulation eines tachykarden VH-Flimmerns im Rahmen einer akuten Dekompensation [3].

4.7.7 Praktisches Vorgehen bei akuter systolischer HI (Abb. 4.18) [3]

Ein Patient mit einer akuten systolischen HI, z.B. im Lungenödem wird zunächst mit Sauerstoff auf eine Sättigung von 95% oxigeniert und gleichzeitig mit Alkaloiden, Diuretika (Furosemid i.v.) und Vasodilatantien peroral (Nitro) behandelt, um rasch die subjektiv überaus belastende, mit Angst verbundene Dyspnoe zu verringern und die Hämodynamik zu verbessern.

- Ist der nunmehr gemessene systol. RR > 100 mmHg, also befindet sich der Pat. im Forrester-Stadium II (Abb. 4.16), dann werden weiter Vasodilatantien verabreicht. Bei weiterem guten Ansprechen wird der Pat. auf peroral umgestellt, die neurohormonale Blockadetherapie mit ACE-Hemmern, ARB und Betablockern kann beginnen.
- Bewegt sich der systolische RR zwischen 110 und 85 mmHg trotz Flüssigkeitszufuhr und Vasodilatantien, dann sind Inotropika angezeigt, wobei nach unserer derzeitigen Erfahrung dem in Österreich und in der Schweiz im Handel befindlichen Levosimendan vor allem bei hydropisch dekompensierten

Pat. gegenüber den Katecholaminen bzw. den PDEI der Vorzug zu geben ist. Der Patient bewegt sich hämodynamisch zwischen den Forrester-Stadien III und IV (kardiogener Schock).
- Besteht jedoch eine ausgeprägte Hypotonie mit einem RR (invasiv gemessen) < 85 mmHg, dann werden nach Beseitigung einer (mögliche) Hypovolämie (Forrester I) unbedingt Inotropika anzuwenden sein. Auch hier würden wir zur Zeit den Ca-Sensitizer Levosimendan anderen Katecholaminen vorziehen.
- Führen all diese therapeutischen Maßnahmen nicht zum gewünschten Erfolg, bleiben nur mehr mechanische Maßnahmen zur Unterstützung des Herzens übrig, wie IABP, LVAD und Kunstherz (s. Kapitel 6).

4.8 Pharmakotherapie der diastolischen HI und der HI bei „erhaltener" LV-Funktion („preserved LVEF")

Die diastolische HI und die HI bei erhaltener LV-Funktion (PLVEF) sind keine Synonyme: Die Diagnose einer isolierten diastolischen HI benötigt eine spezielle, vor allem auf der Echokardiographie basierende Diagnostik (s. Kapitel 3.3.4).

Die HI ist bekanntlich ein Syndrom charakterisiert durch das Auftreten typischer Symptome, vor allem der Belastungsdyspnoe und Zeichen der Flüssigkeitsretention. Kann man bei rund 50% der HI-Patienten eine LV-Dysfunktion nach-

4. Therapie der Herzinsuffizienz

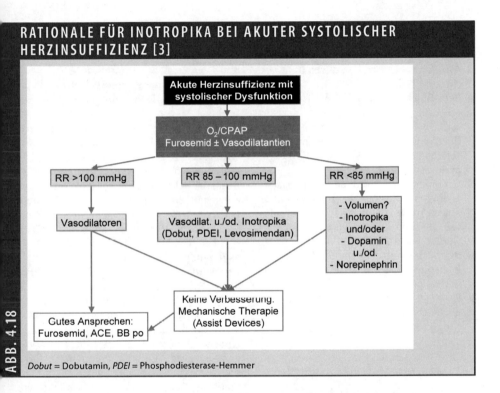

ABB. 4.18

Dobut = Dobutamin, *PDEI* = Phosphodiesterase-Hemmer

weisen, so ist dies bei der übrigen Hälfte eben nicht der Fall. Sie haben eine normale systolische („preserved") LV-Funktion, aber auch keine ausschließliche diastolische Dysfunktion [67].

Beim therapeutischen Vorgehen liegen bei beiden Entitäten kaum Ergebnisse vor, die Therapievorschläge sind in beiden Fällen bei einem Evidenzgrad von C gleich. Da wir derzeit keine besseren Alternativen zur Verfügung haben, leitet sich ein Indikationsgrad IIa davon ab:

■ ACE-Hemmer verbessern (vermutlich) die Relaxation und haben zusätzlich einen positiven Effekt durch die antihypertensive Komponente, durch die Regression der Fibrose und der Hypertrophie [2, 11].

■ Einstellen des RR, besonders mit Pharmaka, die eine Regression der myokardialen Hypertrophie begünstigen [11].

■ Diuretika sind notwendig bei Flüssigkeitsretention. Sie sollten aber bei diesen Krankheitsbildern besonders vorsichtig angewandt werden, um die Vorlast nicht exzessiv zu reduzieren und somit auch das HMV zu vermindern [2].

■ Ähnliches gilt für die Anwendung von Nitraten [11].

■ Beta-Blocker können zur Verringerung einer hohen Herzfrequenz indiziert sein, insbesondere als eine langsamere Herzfrequenz die Diastolendauer und somit auch die diastolische Füllungsperiode verlängert [2, 11].

■ Verapamil und ähnliche Kalzium-Antagonisten (Diltiazem) können aus ähnlichen Überlegungen wie die Betablocker bei diesen Patienten eingesetzt werden [2, 11].

■ Bei VH-Flimmern mehr Rhythmuskontrolle – also Sinusrhythmus wiederherstellen und erhalten [11].

■ Es gibt Hinweise aus Studien, dass hochdosierte ARB die Hospitalisierungsrate reduzieren [2].

4.9 Management der asymptomatischen LV-Dysfunktion

Wenn man davon ausgeht, dass eine HI ein Syndrom aus Symptomen ist, dann finden sich bei der asymptomatischen LV-Dysfunktion wohl objektive Parameter einer verminderten LV-EF. Es werden vom Patienten jedoch keine wesentlichen Symptome angegeben, die diesen nach einer Therapie zur Verbesserung seiner nicht-eingeschränkten Lebensqualität heischen ließe. Therapieüberlegungen beschränken sich daher darauf, die Progredienz der Erkrankung hintanzuhalten und damit das Leben, wenn es dadurch verkürzt wäre, zu verlängern.

Diese Patienten befinden sich im Stadium B der AHA/ACC-Einteilung [7].

Hinsichtlich der Prognose dieser asymptomatischen Patienten mit einer LV-Dysfunktion zeigen Daten aus der Framingham-Studie eine hoch signifikant höhere Mortalität dieser Patienten in Abhängigkeit vom Ausmaß der Einschränkung der LV-Funktion, vor allem verglichen mit einem Normalkollektiv (Abb. 4.19) [68]. Nur Patienten mit einer symptomatischen HI und herabgesetzter LV-Funktion weisen eine noch höhere Sterblichkeit auf (Abb. 4.19).

Dies zur Grundlage, warum diese asymptomatischen Patienten auch behandelt werden sollten. Da die Lebensqualität dieser Patienten durch keine durch Medikamente zu beseitigende Symptome beeinträchtigt ist, stellt die Patienten-Compliance eine besondere Herausforderung dar. Anderseits mangelt es auch hier an evidenz-basierten Empfehlungen [67]. Üblicherweise verschwinden diese asymptomatischen Patienten in den Kollektiven verschiedener Studien, ohne dass sie wenigstens in einer Subgruppen-Analyse untersucht werden würden.

Soweit Resultate vorliegen werden von der AHA/ACC folgende therapeutische Empfehlungen ausgesprochen [7, 67]. (Die Europäischen Richtlinien nehmen darauf keinen Bezug [2].)

■ ACE-Hemmer sind indiziert:
■ bei Pat. nach einem Herzinfarkt unabhängig von einer HI
– (Indikation I, Evidenz A)

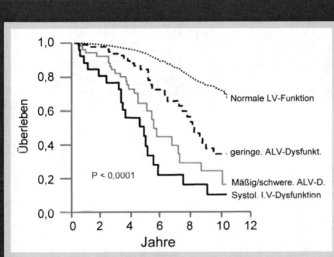

Überlebensraten von Pat. der Framingham-Studie mit normaler LV-Funktion und ohne HI, mit milder, asymptomatischer LV-Dysfunktion (LV-EF 40–50%), mit mäßiger bis schwerer asymptomatischer LV-Dysfunktion (LV-EF <40%) und schließlich mit symptomatischer LV-Dysfunktion (LV-EF <50%). (Modifiziert nach [68])

ABB. 4.19

bei asymptomatischen Pat. mit einer reduzierten LV-Funktion auch ohne Herzinfarkt.
– (Indikation I, Evidenz A)
■ Beta-Blocker sind indiziert
■ bei Pat. nach einem Herzinfarkt unabhängig von einer HI
– (Indikation I, Evidenz A)
■ bei asymptomatischen Pat. mit einer reduzierten LV-Funktion auch ohne Herzinfarkt.
– (Indikation I, Evidenz C)
■ Angiotensin Rezeptor Blocker (ARB) sind indiziert

■ Nach einem Herzinfarkt bei Patienten mit herabgesetzter LV-Funktion und ACE-Hemmer-Unverträglichkeit auch ohne Symptome
– (Indikation I, Evidenz B)
■ ARB können von Nutzen sein bei Pat. mit ACE-Hemmer-Unverträglichkeit und asymptomatischer, jedoch reduzierter LV-Funktion
– (Indikation IIa, Evidenz C)
■ Digoxin
■ Soll bei diesen Patienten nicht verwendet werden
– (Indikation III, Evidenz C)

- ICDs
  - Wenn ein Pat. >40 Tage nach einem Herzinfarkt noch eine (auch asymptomatische) LV-Dysfunktion von 30% oder kleiner aufweist (MADIT-Kriterien)
    - (Indikation IIa, Evidenz B)

Gerade die asymptomatische, herabgesetzte LV-Funktion ist noch immer weitgehend ein weißer Fleck auf der kardiologischen Landkarte vor allem hinsichtlich der Effektivität therapeutischer Maßnahmen [7, 2, 67]. Das erhöhte Mortalitätsrisiko ist ja bereits nachgewiesen [68].

5. Implantierbare Geräte bei Herzinsuffizienz

Die jahrzehntelange, bei weitem noch nicht abgeschlossene Entwicklung der med-tech. Industrie, implantierbare Geräte mit überaus unterschiedlichen Eigenschaften herzustellen, ließ besonders die HI-Patienten profitieren.

■ Zur Therapie von (symptomatischen) Bradyarrhythmien sind *Schrittmacher* (SM) Medikamenten haushoch überlegen.
■ *2-Kammer-Systeme* verbessern die Hämodynamik, indem sie die VH-Kontraktion ("atrial kick") aufrechthalten.
■ *Präventions-Algorithmen* versuchen das bei HI häufige VH-Flimmern seltener auftreten zu lassen.
■ *Implantierbare Defibrillatoren* (ICD) werden nach entsprechender Risikostratifikation als primäre oder sekundäre Präventions-Maßnahme implantiert und haben zu einer dramatischen Verringerung des bei HI-Pat. häufigen rhythmogenen, plötzlichen Herztodes ("sudden cardiac death", SCD) geführt.
■ Das Erkennen und diagnostische Erfassen asynchroner Kontraktionen der beiden Ventrikel bzw. zwischen VH und Kammern, aber auch innerhalb des linken Ventrikels wurde zur Basis der *kardialen Resynchronisations-Therapie* (CRT) mit Implantation einer links-ventrikulären Sonde über den Sinus coronarius. Erstmals, wenn man vom Kunstherz absieht, übernahm ein Schrittmacher nicht nur elektrische, sondern vor allem hämodynamische Aufgaben.
■ Schrittmacher können auch den Patienten vor einer beginnenden kardialen

Dekompensation durch *Messung der intrathorakalen Impedanz* warnen: Sinkt diese ab, so zeigt dies eine Überwässerung der Lunge an. Es ist an der Zeit, z.B. die Diuretika-Dosierung temporär zu erhöhen, was vom (mündigen) Patienten nach Alarmierung selbständig durchgeführt werden kann.
■ Verschiedenste Kombinationen sind selbstverständlich ebenfalls möglich, so z.B. DDD-SM + ICD + CRT.

Somit tragen implantierbare Devices heute nicht mehr nur zur Stabilisierung des Herzrhythmus, sowohl bradykarder als auch tachykarder Arrhythmien bei, sondern spielen auch eine immer größer werdende Rolle neben den Pharmaka zur Verbesserung der LV-Funktion. Insgesamt konnte durch implantierbare Geräte die Prognose von HI-Patienten deutlich weiter verbessert werden.

5.1 Zur Therapie von Arrhythmien

Herzrhythmusstörungen sind bei HI häufig auftretende Phänomene (s. auch Kapitel 3). So beträgt die Inzidenz des VH-Flimmerns in verschiedenen Studien 10–17% [27]. Unter mehr als 11.000 im Euro Heart Survey untersuchten Todesfälle von Patienten mit HI fand sich bei 42% VH-Flimmern, bei 23% war dies chronisch, permanent (Abb. 5.1) [69]. Ventrikuläre Arrhythmien bis hin zu nicht anhaltenden Tachykardien zeigten 85% der Patienten mit schwerer HI [70]. Sie waren aber nur

5. Implantierbare Geräte bei Herzinsuffizienz

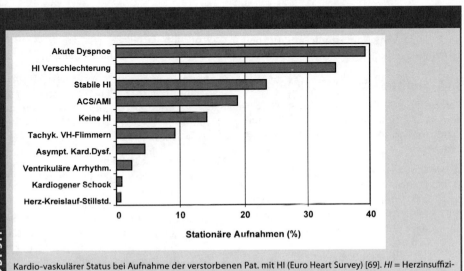

ABB. 5.1

Kardio-vaskulärer Status bei Aufnahme der verstorbenen Pat. mit HI (Euro Heart Survey) [69]. *HI* = Herzinsuffizienz; *ACS* = akutes Koronarsyndrom; *AMI* = akuter Myokardinfarkt

bei 8% Grund zur Hospitalisierung (Abb. 5.1) [69]. Ventrikuläre Arrhythmien nehmen mit Verschlechterung des NYHA-Stadiums und der LV-Funktion zu, wohingegen der plötzliche Herztod zugunsten des Todes an Herzinsuffizienz wieder abnimmt (Abb. 1.2 und Abb. 3.13 [10, 30].

Die Herzfrequenz selbst beeinflusst primär das Herzminutenvolumen, bei HI-Patienten auch das Schlagvolumen über den Verlust der spannungs-induzierten Kontraktilitätszunahme des linken Ventrikels (Abb. 3.14 Kapitel „Klinik der Herzinsuffizienz") [32]. Daher wirken sich sowohl Bradyarrhythmien als auch Tachyarrhythmien negativ auf die LV-Funktion aus. Die Bandbreite für eine hämodynamisch verträgliche HF ist daher bei HI-Patienten eingeschränkt, schmal, jedoch individuell in Abhängigkeit vom Ausmaß der LV-Dysfunktion unterschiedlich.

Zuletzt sei auf das Problem des Plötzlichen Herztodes (SCD) bei HI-Patienten hingewiesen: Viele Studien konnten eine erhöhte Inzidenz eines SCD nachweisen [31, 53, 64, 71], vor allem im NYHA-Stadium II–III (Abb. 1.2 und Abb. 3.13 [10, 30]. Es hat zwar generell die 5-Jahres-Mortalität der HI durch die heutigen therapeutischen Maßnahmen von 70% in den 80er-Jahren auf 20% und weniger abgenommen. Dennoch versterben 1/3 dieser

Patienten an einem SCD [72]! Dessen Risikostratifikation und Prävention ist daher noch immer eine Herausforderung für den klinischen Alltag.

5.1.1 Schrittmacher

Bei *Bradyarrhythmien* sind entsprechend den internationalen Richtlinien [73] folgende *Indikationen zur SM-Implantation* gegeben:

■ AV-Block III und AV II-Typ Mobitz (2:1 etc.) dann, wenn
   ▪ Eine symptomatische Bradyarrhythmie besteht, wobei nicht nur Symptome einer zerebralen Minderperfusion gelten, sondern auch HI.
      – (Indikation I, Evidenz C)
   ▪ Arrhythmien oder andere medizinischen Entitäten (z.B. HI) bradykardisierende Medikamente benötigen. (Inkludiert Pat. mit bradykardem VH-Flimmern unter Betablocker-Therapie, bzw. Pat. mit bradykardisierenden Antiarrhythmika, wie z.B. Amiodarone, zur Erhaltung des Sinusrhythmus bei der Rhythmuskontrolle von VH-Flimmern.)
      – (Indikation I, Evidenz C)
   ▪ Eine Asystolie von mindestens 3 Sekunden bzw. ein Ersatzrhythmus < 40/Minute bei wachen, asymptomatischen Patienten dokumentiert werden kann (Hier finden sich vor allem die Pat. mit HI und bradykardem VH-Flimmern.)
      – (Indikation I, Evidenz B und C)
■ Asymptomatischer AV-Block III mit einer durchschnittlichen HF untertags (wacher Patient) von 40/Min. oder höher, insbesondere wenn eine LV-Dysfunktion vorliegt,
   – (Indikation IIa, Evidenz B, C)

■ Asymptomatischer AV-Block II–Typ Mobitz mit schmalen QRS-Komplexen, (wenn breite QRS, dann Klasse I Indikation!)
   – (Indikation IIa, Evidenz B)

■ Bifaszikulärer Block
   ▪ Wenn intermittierend ein AV-Block III auftritt
      – (Indikation I, Evidenz B)
   ▪ Wenn alternierend verschiedene Bündel/Schenkel blockiert werden („alternating bundle-branch-block")
      – (Indikation I, Evidenz C)

■ Synkopen
   ▪ Nur dann, wenn eine VT als Ursache ausgeschlossen sind. Synkopen sind bei HI-Patienten ein prognostisch schlechtes Zeichen mit einer erhöhten Inzidenz eines SCD! (s. auch ICD)

Die Indikation zur SM-Implantation setzt sich aus zwei Komponenten zusammen: Dem dokumentierten EKG-Substrat (AV-Block, bradykardes VH-Flimmern, Asystolie etc.) und den Symptomen (Synkope, Schwindel, Präsynkope, usw), die sich auf dieses Substrat zurückführen lassen. Nur so ist eine ökonomische, medizinisch vertretbare Implantation dieser teuren Geräte indiziert.

Aus dieser Indikation heraus ergibt sich der für eine bestimmte Arrhythmie optimale Stimulations-Modus.

5. Implantierbare Geräte bei Herzinsuffizienz

Schrittmacher-Modus bei Bradyarrhythmien

Grundsätzlich werden SM mit einem bis zu fünfstelligen, internationalen Code versehen, der Auskunft über die Stimulationsart gibt (Tabelle 5.1) [74]: Der erste Buchstabe bestimmt den Stimulationsort (Atrium, Ventrikel, Dual), der zweite den Ort der Wahrnehmung (Sensing) einer patienteneigenen Erregung, der dritte den Modus, der vierte, ob eine HF-Adaptierung vorliegt ("rate responsivenes") und der fünfte beschreibt eine multifokale Stimulation.

Vom hämodynamischen Gesichtspunkt, der gerade bei der HI eine Rolle spielt, muss bei Sinusrhythmus der Vorhof in den SM-Modus einbezogen werden, entweder bei intakter AV-Überleitung durch eine reine VH-Stimulation (AAI), bzw. durch einen 2-Kammer-SM, der entweder beides wahrnimmt und stimuliert (DDD-SM), oder der ebenfalls bei intaktem Sinusrhythmus den rechten Vorhof und Ventrikel wahrnimmt, jedoch nur den rechten Ventrikel stimuliert (VDD-Mode). Hämodynamisch sind diese Modi einer reinen rechts-ventrikulären Stimulation (VVI) überlegen (Indikation I, Evidenz B) [74, 75]. Dadurch kommt es zu einer Verbesserung der Belastbarkeit aber auch der Lebensqualität (Evidenz B) [73].

Beim permanenten, chronischen VH-Flimmern ist ein VVI-SM ausreichend.

Eine *HF-Adaptierung* passt die SM-Stimulations-Frequenz den Aktivitäten des SM-Trägers an: Sie fällt nachts ab und steigt bei körperlicher Aktivität an. Sie sollte daher vor allem bei Patienten, deren Herz überwiegend vom SM stimuliert wird, implantiert werden (Indikation I, Evidenz C) [73].

SCHRITTMACHER CODE NACH NASPE

Stimulation	Sensing	Betriebsart	HF-Adapt.	Multifok. Stimul.
0 = keine	0 = keine	0 = keine	0 = keine	0 = keine
A = Atrium	A = Atrium	T = getrigg.	R = positiv	A = Atrium
V = Ventrikel	V = Ventrikel	I = Inhibiert		V = Ventrikel
D = Dual	D = Dual	D = Dual		D = Dual
(A+V)	(A+V)	(T+I)		(A+V)
S = Single	S = Single			B = Biventr.
(A od. V)	(A od. V)			(RV + LV)

Reihenfolge der Buchstaben von links nach rechts, (z.B. VVI, DDD-R etc.). [Modifiziert nach 74; Lemke B, Nowak B, Pfeiffer D (2005) Leitlinien zur Herzschrittmachertherapie. Z Kardiol 94: 704–720]

TABELLE 5.1

Schrittmacher bei paroxysmalem VH-Flimmern

Ein Schrittmacher bei Pat. mit paroxysmalem VH-Flimmern hat primär die Aufgabe, die häufig beim Konvertieren in bzw. vom Sinusrhythmus auftretenden Pausen symptomlos zu überbrücken (antibradykarde Funktion).

Andererseits führt bereits die SM-Implantation bei VH-Flimmern, vor allem die Implantation eines AAI- bzw. DDD-SM zu einer signifikanten Reduktion der VH-Flimmer-Rezidivrate bzw. zu einem späteren Übergang in permanentes VH-Flimmern verglichen mit einem VVI [76].

■ Mode Switching
Tritt jedoch VH-Flimmern beim SM plötzlich auf, so sollte dies der SM erkennen und sofort vom sequentiellen Modus (DDD, VDD) auf einen VVI-SM umschalten (Abb. 5.2a), aber natürlich auch das Wiederauftreten des Sinusrhythmus erkennen und auf den sequentiellen Modus zurückgehen (Abb. 5.2b).

■ Aktive Schrittmacher-Therapie bei VH-Flimmern
In den letzten Jahren wurden verschiedenste Algorithmen mit dem Ziel entweder der Vorbeugung oder der Terminierung von paroxysmalem VH-Flimmern entwickelt. Diese reichen von atrialer overdrive Stimulation mit dynamischer Anpassung der VH-Stimulations-Frequenz bis hin zum Versuch, VH-Flimmern über die Abgabe von „Bursts" und „Ramps" im rechten VH wieder zu terminieren [76]. (Vom VH-Defibrillator hat man wieder

Abstand genommen.) All diese Versuche haben zwar in Studien gute, z. T. signifikante Ergebnisse gezeigt. Bis heute hat sich jedoch keiner dieser Algorithmen durchgesetzt.

■ Alternative Sondenpositionen
Normalerweise liegen die SM-Sonden lateral im rechten Herzohr (Abb. 5.3. Position A), bzw. im rechten Ventrikel. Eine Reduktion der VH-Flimmerlast konnte mit verschiedenen alternativen Sondenpositionen erzielt werden, so z. B. im Bereich des Bachmannschen Bündels (hohes rechtes Atrium), welches den rechten mit dem linken VH verbindet (Abb. 5.3. Position B), oder am distalen interatrialen Septum im Bereich des Koronar-Sinus (Position C). Auch über Erfolge der biatrialen Stimulation, wo die links-atriale Sonde über den Sinus coronarius hinter das linke Atrium vorgeschoben wird, wurde berichtet (Position D). Bis jetzt hat sich keine dieser Methoden im klinischen Alltag durchgesetzt [76].

Zusammenfassend sollen derzeit SM bei Patienten mit paroxysmalem VH-Flimmern die Möglichkeit zum „Mode-Switching" aufweisen. Andere Präventions- bzw. Terminierungs-Algorithmen aber auch alternative Sondenpositionen können angewandt werden, jedoch mit mäßigem, derzeit noch nicht voraussagbaren Erfolg.

5.1.2 Implantierbarer Defibrillator (ICD)

1976 kam Misha Mirowsky das erste Mal nach Europa, um sein Hunde-Experiment

5. Implantierbare Geräte bei Herzinsuffizienz

ABB. 5.2

„MODE SWITCHING" EINES SEQUENTIELLEN SM (DDD)

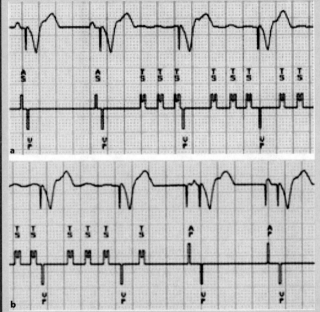

a Beim plötzlichen Auftreten von VH-Flimmern (TS) aus dem Sinusrhythmus heraus (AS) schaltet der SM vom sequentiellen Mode (AS-VP: atriale Sensing, ventrikuläre Stimulation) auf reine ventrikuläre Stimulation (VP) um. Der Vorhof wird zwar erkannt (TS), kann jedoch nicht mehr zur Überleitung herangezogen werden. In **b** stellt sich wieder Sinusrhythmus ein. Der SM wechselt seinen Modus von VVI wieder auf DDD. [Modifiziert nach 76; Zweng A, Gulesserian M, Gregor D, Weber H (2006) Schrittmachertherapie bei Vorhofflimmern J Kardiol 13: 15–20]

der Fibrillation und Defibrillation mit einem eingebauten Gerät zu demonstrieren, welches er zusammen mit seinem Techniker M.M. Mower in den Nachkriegsjahren in den USA entwickelt hatte. 1980 implantierten sie erstmals einem Patienten diesen sogenannten Kardioverter-Defibril-lator (ICD) (Abb. 5.4). Durch die Implantation eines ICD bei Patienten mit lebensbedrohlichen Tachyarrhythmien, sowie Postinfarktpatienten mit einer deutlich erniedrigten linksventrikulären Auswurffraktion kann man den plötzlichen Herztod verhindern.

ALTERNATIVE VH-SONDENPOSITIONEN ZUR PRÄVENTION EINES PAROXYSMALEN VH-FLIMMERNS

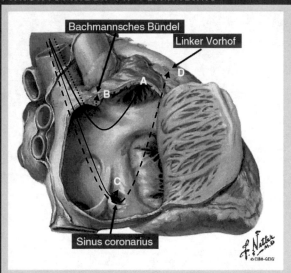

Bachmannsches Bündel

Linker Vorhof

Sinus coronarius

A Übliche Position der VH-Sonde im rechten Herzohr. **B** Hohes rechtes Atrium im Bereich des Bachmannschen Bündels, das den rechten mit dem linken VH verbindet. **C** Position im Bereich des Ostiums des Koronarsinus. **D** Sondenposition der links-atrialen Sonde bei bi-atrialer Stimulation [76]

Funktionen eines ICD (Abb. 5.4)

Ein ICD kann überaus unterschiedlich ausgestattet sein, mit einer oder zwei Elektroden, mit Möglichkeit zum antitachykarden Stimulieren und mit verschiedenen Eigenschaften eines Schrittmachers. Im übrigen werden heute praktisch nur mehr Kombinationen zwischen ICD und SM implantiert.

Der ICD erkennt eine ventrikuläre Tachykardie (VT), Torsade de pointes (TdP)

und Kammerflimmern (VF). Liegt eine VT vor, so kann ein antitachykarder Algorithmus mittels Extrastimuli versuchen, den Reentry-Kreislauf der VT zu durchbrechen und im Idealfall den Sinusrhythmus wiederherzustellen (antitachykardes Pacing), eventuell auch eine Kardioversion durchzuführen.

Treten TdP oder Kammerflimmern auf, bzw. akzeleriert die VT durch das antitachykarde Stimulieren in ein VF, dann setzt nach einer Latenz von ca. 20–30 Se-

5. Implantierbare Geräte bei Herzinsuffizienz

FUNKTIONEN EINES IMPLANTIERBAREN KARDIOVERTERS-DEFIBRILLATORS (ICD)

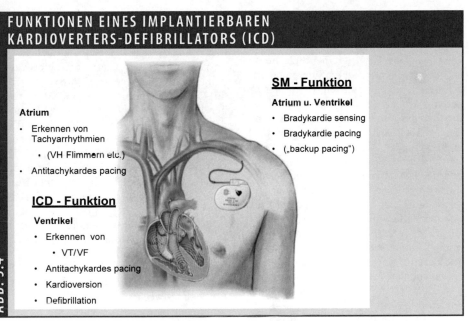

Atrium

- Erkennen von Tachyarrhythmien
  - (VH Flimmern etc.)
- Antitachykardes pacing

ICD - Funktion

Ventrikel

- Erkennen von
  - VT/VF
- Antitachykardes pacing
- Kardioversion
- Defibrillation

SM - Funktion

Atrium u. Ventrikel

- Bradykardie sensing
- Bradykardie pacing
- („backup pacing")

ABB. 5.4

kunden der Defibrillations-Algorithmus mit unterschiedlich programmierbarer Stromstärke (bis zu 36 J) ein und führt eine bzw. wenn notwendig mehrere automatische Defibrillationen durch.

Da es nach einer Defibrillation zu Asystolien und bradykarden Phasen kommen kann, wirkt die Ventrikelsonde auch als SM für das sog. „Backup Pacing". Schließlich ermöglicht eine VH-Sonde das Erkennen von supraventrikulären Tachyarrhythmien, besonders VH-Flimmern. Dadurch reduziert sich die Abgabe der sog. „inappropriate" Schocks, also einer Defi-

brillation bei einem als Kammerflimmern missinterpretierten VH-Flimmern. Auch supraventrikuläre Kardioversions-Algorithmen bzw. Präventions-Algorithmen für VH-Flimmern können von diesen ICDs angeboten werden.

Klinik des ICD

Eine plötzliche, starke Verminderung der zerebralen Durchblutung z.B. durch einen plötzlichen Abfall des Herzindex verursacht u.a. durch Kammerflimmern (siehe Abb. 3.14) kann bereits nach 6–8 Sekunden zu einer Bewusstlosigkeit führen. Subjektiv reagiert dieser Pat. demnach mit Schwindel und rasch auftretender Bewusstlosigkeit. Er wird daher angewiesen, bei Verspüren ähnlicher Symptome unverzüglich sich hinzulegen, wenn dies innerhalb der kurzen Zeit noch möglich ist. Der bewusstlose Patient wird dann vom ICD defibrilliert, was dieser praktisch nicht verspürt. Mit dem back-up Pacen werden bradykarde Phasen überbrückt und die Hämodynamik wiederhergestellt, sodass die Hirndurchblutung wieder ausreichend ist, das Bewusstsein zurückkehrt und der Patient im Idealfall seinen Tagesablauf fortsetzt. Bei der nächsten Kontrolle im Krankenhaus wird die Arrhythmie und deren Terminierung ausgelesen. Nach einem solchen Ereignis ist zu empfehlen, dass der Pat. mit seinem behandelnden Zentrum in Kontakt tritt.

Ist die Defibrillation im bewusstlosen Zustand ein für den Patienten und seine Umgebung dramatisches und einschneidendes Ereignis, so kommen noch die vom Patienten verspürten Schmerzen bei einer Defibrillation im nicht-bewusstlosen Zustand hinzu. Dies kann eintreten, wenn der ICD ein Kammerflimmern fälschlicherweise detektiert hat oder mit einer anderen Rhythmusstörung verwechselt hat. Dies tritt zwar selten ein. Der Patient sollte jedoch darauf ebenfalls vorbereitet sein.

Insgesamt ist ein ICD hinsichtlich des Überlebens von Kammerflimmern äußerst erfolgreich, die rhythmogene Sterblichkeit nimmt dramatisch ab. Anderseits kann er die Lebensqualität eines Patienten schwer beeinträchtigen.

Indikationen zum ICD bei HI

In vielen Studien konnte die Überlegenheit des ICDs gegenüber medikamentöser, antiarrhythmischer Therapie gezeigt werden. Es ergab sich eine signifikante Reduktion der gesamten Mortalität durch den ICD um 28% und der arrhythmog bedingten Todesfälle um 50%:

Primär präventive Studien nach einem Herzinfarkt waren MADIT I, MADIT II, DINAMIT und nach einer ACBP-Operation CABG-Patch, bei nicht-ischämischer Kardiomyopathie DEFINITE und SCD-Heft (Tabelle 5.2).

Sekundär-Präventionsstudien nach Herz-Kreislaufstillstand (SCD) sind AVID, CASH und CIDS (Tabelle 5.2) [1].

Somit ergeben sich folgende Indikationen zur ICD-Implantation, wobei hier auf die doch teilweise unterschiedlichen Empfehlungen der verschiedenen Richtlinien Rücksicht genommen werden soll:

■ *Patienten mit koronarer Herzkrankheit* (Abb. 5.5).

■ ICD als Primär Prävention (also Patienten ohne vorangegangenes arrhythmogenes Ereignis):

Mehr als 40 Tage nach einem Herzinfarkt unter optimaler medikamentöser Therapie mit einer Lebenserwartung von > 1 Jahr bei einer LV-EF ≤ 30–35%

– Bereits im klinischen Stadium NYHA I ist eine prophylaktische ICD-Implantation indiziert (Indikation IIa, Evidenz B [63] bzw. Indikation I Evidenz B [77])

5. Implantierbare Geräte bei Herzinsuffizienz

TABELLE 5.2

ÄNDERUNG DES MORTALITÄTSRISIKOS BEI PRIMÄRER UND SEKUNDÄRER PRÄVENTION EINES PLÖTZLICHEN HERZTODES DURCH EINEN ICD

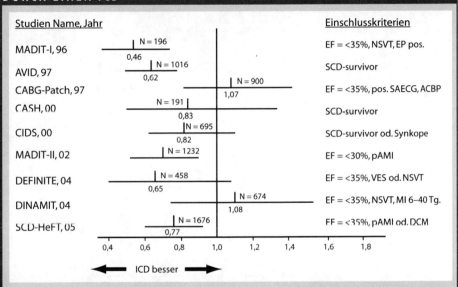

Studien Name, Jahr		Einschlusskriterien
MADIT-I, 96	N = 196 — 0,46	EF = <35%, NSVT, EP pos.
AVID, 97	N = 1016 — 0,62	SCD-survivor
CABG-Patch, 97	N = 900 — 1,07	EF = <35%, pos. SAECG, ACBP
CASH, 00	N = 191 — 0,83	SCD-survivor
CIDS, 00	N = 695 — 0,82	SCD-survivor od. Synkope
MADIT-II, 02	N = 1232	EF = <30%, pAMI
DEFINITE, 04	N = 458 — 0,65	EF = <35%, VES od. NSVT
DINAMIT, 04	N = 674 — 1,08	EF = <35%, NSVT, MI 6–40 Tg.
SCD-HeFT, 05	N = 1676 — 0,77	EF = <35%, pAMI od. DCM

0,4 0,6 0,8 1,0 1,2 1,4 1,6 1,8

◄— ICD besser —►

Primärprävention nach Herzinfarkt: MADIT I, MADIT II, DINAMIT; nach ACBP ist CABG-Patch; bei nicht-ischämischer Kardiomyopathie DEFINITE und SCD-Heft; Sekundär-Präventionsstudien nach Herz-Kreislaufstillstand (SCD) sind AVID, CASH und CIDS. EF = linksventrikuläre Auswurffraktion; SCD = Sudden Cardiac Death; EP = elektrophysiolog. Stimulation; SAECG = Spätpotentiale; pAMI = nach einem Herzinfarkt; NSVT = nicht anhaltende ventrikuläre Tachykardie; DCM = dilatative Kardiomyopathie. [Modifiziert nach 1]

- Bei NYHA II und III (Indikation I Evidenz A [2, 63])
- Bei NYHA III–IV ist bei einer QRS-Verbreiterung auf ≥120 msek eine CRT-Implantation angezeigt (Indikation IIa, Evidenz A [63]) (s. u.)
- ICD als Sekundär Prävention (also nach einem überlebten plötzlichen

Herztod, bzw. bei dokumentiertem Kammerflimmern oder anhaltender VT)
- Nach VF: LV-EF reduziert (Indikation I Evidenz A [2, 63]).
- Nach VT: LV-EF normal (Indikation I, Evidenz A [63, 77]).
- LV-EF reduziert (Indikation IIa, Evidenz B [63] bzw. I, A [77]).

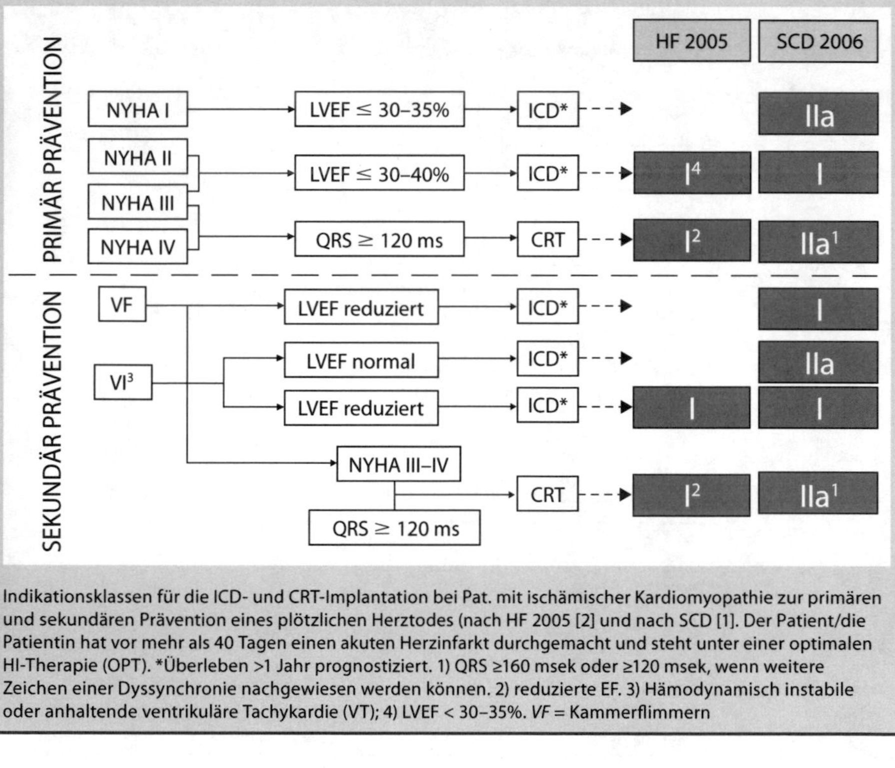

ABB. 5.5

Indikationsklassen für die ICD- und CRT-Implantation bei Pat. mit ischämischer Kardiomyopathie zur primären und sekundären Prävention eines plötzlichen Herztodes (nach HF 2005 [2] und nach SCD [1]). Der Patient/die Patientin hat vor mehr als 40 Tagen einen akuten Herzinfarkt durchgemacht und steht unter einer optimalen HI-Therapie (OPT). *Überleben >1 Jahr prognostiziert. 1) QRS ≥160 msek oder ≥120 msek, wenn weitere Zeichen einer Dyssynchronie nachgewiesen werden können. 2) reduzierte EF. 3) Hämodynamisch instabile oder anhaltende ventrikuläre Tachykardie (VT); 4) LVEF < 30–35%. VF = Kammerflimmern

– NYHA III–IV und QRS ≥120 msek CRT-Implantation (Indikation IIa, Evidenz B [2, 63]) (s.u.).
■ *Patienten mit dilatativer Kardiomyopathie ohne koronare Herzkrankheit* (Abb. 5.6).
　▨ ICD als Primär Prävention (also Patienten ohne vorangegangenes arrhythmogenes Ereignis): unter optimaler medikamentöser Therapie mit einer erwarteten Lebenserwartung von >1 Jahr bei einer LV-EF ≤30–35%:
– Bei NYHA I ist eine prophylaktische ICD-Implantation indiziert (Indikation IIb, Evidenz C [63], bzw. Indikation IIb, Evidenz A [77])
– Bei NYHA II und III (Indikation I, Evidenz B [63])

5. Implantierbare Geräte bei Herzinsuffizienz

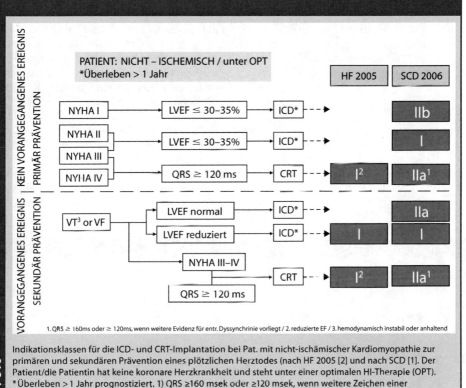

PATIENT: NICHT – ISCHEMISCH / unter OPT
***Überleben > 1 Jahr**

KEIN VORANGEGANGENES EREIGNIS · PRIMÄR PRÄVENTION

VORANGEGANGENES EREIGNIS · SEKUNDÄR PRÄVENTION

			HF 2005	SCD 2006
NYHA I	LVEF ≤ 30–35%	ICD*		IIb
NYHA II / NYHA III	LVEF ≤ 30–35%	ICD*		I
NYHA IV	QRS ≥ 120 ms	CRT	I²	IIa¹
VT³ or VF	LVEF normal	ICD*		IIa
	LVEF reduziert	ICD*	I	I
	NYHA III–IV / QRS ≥ 120 ms	CRT	I²	IIa¹

1. QRS ≥ 160ms oder ≥ 120ms, wenn weitere Evidenz für entr. Dyssynchrinie vorliegt / 2. reduzierte EF / 3. hemodynamisch instabil oder anhaltend

Indikationsklassen für die ICD- und CRT-Implantation bei Pat. mit nicht-ischämischer Kardiomyopathie zur primären und sekundären Prävention eines plötzlichen Herztodes (nach HF 2005 [2] und nach SCD [1]). Der Patient/die Patientin hat keine koronare Herzkrankheit und steht unter einer optimalen HI-Therapie (OPT). * Überleben > 1 Jahr prognostiziert. 1) QRS ≥160 msek oder ≥120 msek, wenn weitere Zeichen einer Dyssynchronie nachgewiesen werden können. 2) reduzierte EF. 3) Hämodynamisch instabile oder anhaltende ventrikuläre Tachykardie (VT); *VF* = Kammerflimmern

ABB. 5.6

– Bei NYHA III–IV ist bei einer QRS-Verbreiterung auf ≥120 msek ist eine CRT-Implantation angezeigt (Indikation IIa, Evidenz A [63]) (s. u.)

■ ICD als Sekundär Prävention (also nach einem überlebten plötzlichen

Herztod, bzw. bei dokumentiertem Kammerflimmern bzw. anhaltender VT)

– Nach VT od. VF: LV-EF normal (Indikation IIa, Evidenz C [63], bzw. Indikation I, Evidenz A [77]).

- LV-EF reduziert (Indikation IIa, Evidenz C [63]).
- NYHA III–IV und QRS ≥ 120 msek: CRT-Implantation indiziert (Indikation IIa, Evidenz A [63]).

Zusammenfassung

Postinfarktpatienten mit einer deutlich erniedrigten linksventrikulären Auswurffraktion haben ein stark erhöhtes Risiko für einen plötzlichen Herztod. In der MADIT-II-Studie wurde überzeugend gezeigt, dass dieses Risiko durch die primär prophylaktische ICD-Implantation signifikant gesenkt werden kann (Abb. 5.7) [64]. Der größte Therapieeffekt ist bei denjenigen Patienten mit einer Verbreiterung des QRS-Komplexes zu beobachten. Daher ist bei diesen Patienten eine prophylaktische ICD-Implantation indiziert. Der Nutzen, aber auch die Kosteneffektivität ist in dieser Patientengruppe mindestens so groß, wie in der Sekundärprävention bei Patienten mit überlebtem Kreislaufstillstand. Gleichzeitig ist die Patientengruppe um ein Vielfaches größer, sodass insbesondere

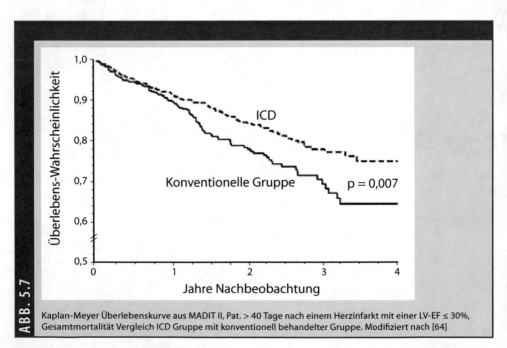

ABB. 5.7

Kaplan-Meyer Überlebenskurve aus MADIT II, Pat. > 40 Tage nach einem Herzinfarkt mit einer LV-EF ≤ 30%, Gesamtmortalität Vergleich ICD Gruppe mit konventionell behandelter Gruppe. Modifiziert nach [64]

in den USA die ICD-Implantation zur Primärprophylaxe inzwischen die dominierende Indikation bildet.

Bei den nicht-ischämischen Kardiomyopathien konnten die SCD-Heft Studie zeigen, dass besonders im NYHA II-Stadium die Mortalität durch eine prophylaktische ICD-Implantation signifikant gesenkt werden konnte (s. Abb. 4.15 Kapitel „Therapie der Herzinsuffizienz unter besonderer Berücksichtigung der Lebensqualität und Prognose") [53]. Da sich die Überlebenskurven erst nach mehr als 1,5 Jahren auseinanderentwickeln, sollte ein solcher Pat. doch eine Lebenserwartung von über einem Jahr aufweisen.

5.2 Zur Verbesserung der Hämodynamik – Kardiale Resynchronisations-Therapie (CRT)

Die kardiale Resynchronisationstherapie ist ein Therapieverfahren für Patienten mit fortgeschrittener HI und einer Erregungsausbreitungsstörung. Das Remodeling im Rahmen einer HI kann sowohl zur Abnahme der LV-Funktion führen, als auch zu Störungen des Erregungsablaufs auf atrioventrikulärer, interventrikulärer oder intraventrikulärer Ebene führen (siehe auch Kapitel 3.3.3 EKG/Linksschenkelblock und 3.3.4 Echo).

HI-Pat. mit einem LSB, das sind ca. 70%, zeigen ein fortgeschrittenes Stadium der Grunderkrankung. Sie haben eine schlechtere Links-Ventrikel-Funktion, eine schlechtere Prognose und eine höhere Gesamt-Mortalität, verglichen mit Pat. mit schlankem QRS-Komplex im EKG (< 120 msek) [25, 26]. Außerdem weisen diese Pat. eine höhere Inzidenz an ventrikulären Arrhythmien auf, ohne dass jedoch bisher mehr plötzliche Herztodesfälle nachgewiesen werden konnten [25].

Die Folge des LSB ist ein asynchroner Kontraktionsablauf zwischen beiden Ventrikeln (interventrikuläre Asynchronie), aber auch innerhalb des linken Ventrikels (Atrio-ventrikuläre Asynchronie und intraventrikuläre A-/bzw. Dyssynchronie). Bei der intraventrikulären Dyssynchronie erfolgt die Erregung der lateralen Wand des linken Ventrikels im Vergleich zum interventrikulären Septum deutlich später, sodass sich das interventrikuläre Septum bei der Kontraktion der Lateralwand bereits in der Relaxation befindet (Abb. 5.8). Somit wird das LV-Cavum in der Systole nicht wesentlich verkleinert, die Ejektions-Fraktion und das Schlagvolumen nehmen ab, die HI verschlechtert sich. Es folgt mittelfristig das „Remodelling" des LV, welches auch bei jahrelangem RV-Schrittmacher beobachtet werden kann, mit Verschlechterung der LV-EF und der Prognose [25, 26].

Das Konzept der kardialen Resynchronisationstherapie basiert auf der Korrektur einer morphologisch induzierten Störung der Erregungsausbreitung durch eine linksventrikuläre Sonde zusätzlich zur rechts-ventrikulären und bei Sinusrhythmus auch zur VH-Sonde (Abb. 5.8) über den Sinus coronarius: Zunächst werden

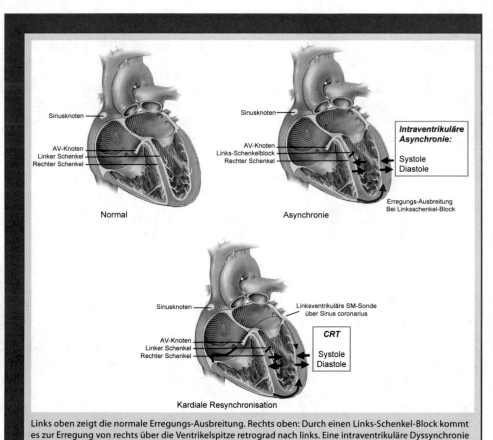

Normal

Asynchronie

Intraventrikuläre Asynchronie:

Systole
Diastole

Erregungs-Ausbreitung
Bei Linksschenkel-Block

CRT

Systole
Diastole

Kardiale Resynchronisation

Links oben zeigt die normale Erregungs-Ausbreitung. Rechts oben: Durch einen Links-Schenkel-Block kommt es zur Erregung von rechts über die Ventrikelspitze retrograd nach links. Eine intraventrikuläre Dyssynchronie entsteht: Septum und laterale Wand bewegen sich sowohl in der Systole als auch in der Diastole in dieselbe Richtung – der „Hula-hupp-Effekt" entsteht. Abb. unten Mitte: Nach Legen einer links-ventrikulären Sonde über den Sinus coronarius kann die Synchronizität wieder hergestellt werden: In der Systole kontrahieren Septum und Lateralwand gegeneinander. Das Ventrikel-Cavum wird wieder verkleinert, das Schlagvolumen steigt

ABB. 5.8

der Sinus coronarius und die Herzvenen mittels Angiographie dargestellt (Abb. 5.9) und dann die linksventrikuläre Sonde in eine laterale Herzvene Richtung Apex vorgeschoben. (Wird sie nach cranial positioniert, dann kann sie zur Stimulation des LA dienen!) Die ideale Sondenposition ist demnach die laterale Wand des LV (Abb. 5.10). Dadurch gelingt es, den „Hula-hup-Effekt", nämlich die intraventrikuläre Dyssynchronie zu beseitigen und die Hämodynamik deutlich zu verbessern (Abb. 5.8). Der positive Effekt lässt sich echokardiographisch (s. Kapitel 3.3.4) sofort nachweisen. Diese Methode hilft auch bei der Optimierung des AV-Intervalls aber auch bei der Optimierung des Stimulationsdelays zwischen dem RV und dem LV und maximiert so den erwünschten Therapieeffekt.

Das EKG verändert sich beim CRT-stimulierten Herzen völlig vom LSB (Abb. 5.11) zu einem nahezu normal breiten QRS-Komplex ohne LSB bis hin zu einem inkompletten RSB (Abb. 5.12). Der Effekt auf die Hämodynamik mit einem „reversed Remodeling" tritt rasch nach Aktivierung der CRT-Funktion auf, z.B.

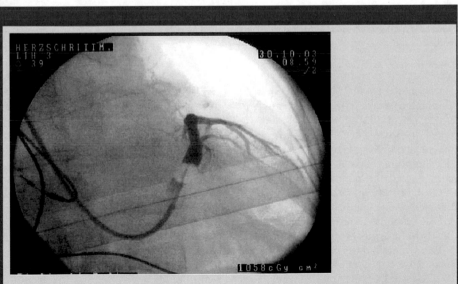

ABB. 5.9

Darstellung des Sinus coronarius mit einem Ballonkatheter und Kontrastmittel-Füllung des Sinus und seiner Seitenäste

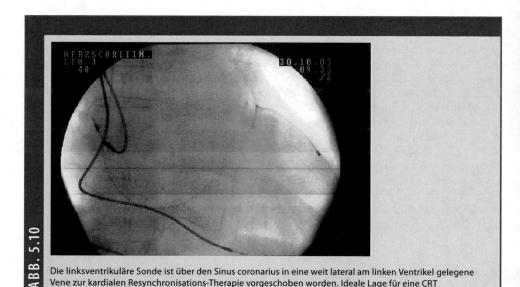

ABB. 5.10

Die linksventrikuläre Sonde ist über den Sinus coronarius in eine weit lateral am linken Ventrikel gelegene Vene zur kardialen Resynchronisations-Therapie vorgeschoben worden. Ideale Lage für eine CRT

gezeigt an der LV-EF (Abb. 5.13) [78]. Nach Abschalten der CRT-Funktion sinkt in kurzer Zeit die LV-EF wieder ab, der Remodeling-Prozess der HI wird fortgesetzt. Bei einem im EKG erkennbaren Verlust der CRT-Funktion müssen weitere Maßnahmen, wie z. B. Umprogrammierung des Gerätes, Einsatz bradykardisierender Medikamente, eventuell sogar eine Ablation des AV-Knotens eingesetzt werden, um die CRT-Funktion wieder zu aktivieren.

Ein biventrikulärer Schrittmacher verbessert die Symptome der HI, verbessert die Belastungs-Kapazität und reduziert die Spitalsaufnahmen. Er verbessert also insgesamt die Lebensqualität [2].

Eine Reihe von weiteren Studien evaluierte die Auswirkung der CRT auf das Überleben (Tabelle 5.3), wobei die ersten Ergebnisse der CARE-HF-Studie eine signifikante Reduktion des Mortalitätsrisikos der CRT-behandelten Patienten gegenüber den konventionell therapierten Patienten erbrachte. Das Ergebnis der COMPANION Studie zeigte wohl bessere Ergebnisse in der CRT-behandelten Gruppe, war jedoch statistisch nicht signifikant. Um hier endgültig feststellen zu können, dass die CRT auch die Mortalität senkt, sind noch weitere Daten nötig, wenngleich der Trend und erste Ergebnisse darauf schließen lassen.

5. Implantierbare Geräte bei Herzinsuffizienz

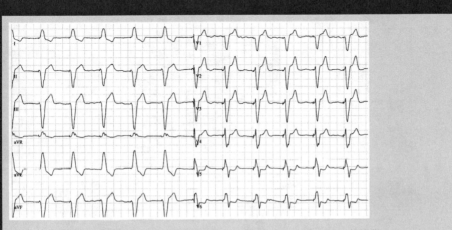

ABB. 5.11

Schrittmacherinduzierter LSB bei einem Pat. mit linksventrikulärer Dyssynchronie und VH-Flimmern mit dilatativer Kardiomyopathie

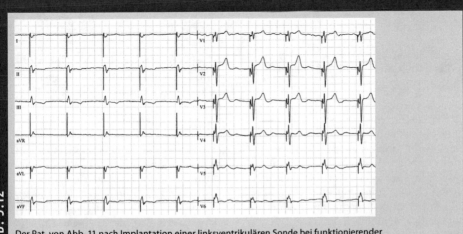

ABB. 5.12

Der Pat. von Abb. 11 nach Implantation einer linksventrikulären Sonde bei funktionierender Resynchronisations-Therapie und signifikanter Besserung des NYHA Stadiums von III auf I

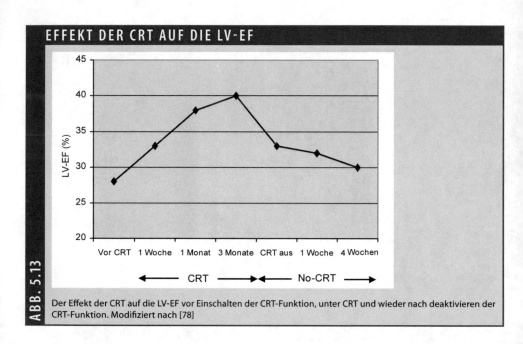

ABB. 5.13

EFFEKT DER CRT AUF DIE LV-EF

Der Effekt der CRT auf die LV-EF vor Einschalten der CRT-Funktion, unter CRT und wieder nach deaktivieren der CRT-Funktion. Modifiziert nach [78]

Indikationen zur CRT mit und ohne ICD (Tabelle 5.4) [2, 63]

Voraussetzung ist eine HI mit reduzierter LV-EF im klinischen Stadium NYHA III–IV unter optimaler medikamentöser HI-Therapie (also neurohormonale Blockade plus Diuretika etc.). Ferner ist der echokardiographische Nachweis einer Asynchronie/Dyssynchronie und schließlich ein LSB im EKG mit einer QRS-Breite von ≥120 msek. notwendig, wenngleich es auch Dyssynchronien ohne LSB, bzw. mit RSB gibt, bzw. nicht jeder LSB mit einer Dyssynchronie

einhergeht. Jedenfalls sollte ein LSB im EKG bei einem Patienten mit einer HI Anlass zur durch das Echo zu beantwortenden Frage nach einer A-/Dyssynchronie sein.

Da alle rezenten Metaanalysen einen positiven Effekt hinsichtlich der Mortalitätsreduktion bei symptomatischen Patienten mit eingeschränkter LV-EF ergeben haben, wird bei diesen Patienten eine CRT-ICD-Implantation empfohlen. Da ein signifikanter Unterschied zwischen den Überlebenskurven erst nach einem Jahr und später auftritt, sollte, wie bereits bei den ICD-Indikationen erwähnt, eine mehr als

TABELLE 5.3

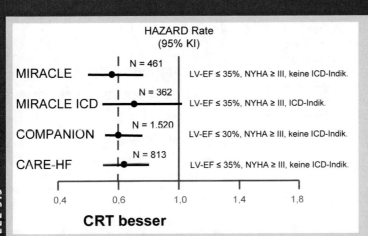

HAZARD Rate
(95% KI)

MIRACLE	N = 461	LV-EF ≤ 35%, NYHA ≥ III, keine ICD-Indik.
MIRACLE ICD	N = 362	LV-EF ≤ 35%, NYHA ≥ III, ICD-Indik.
COMPANION	N = 1.520	LV-EF ≤ 30%, NYHA ≥ III, keine ICD-Indik.
CARE-HF	N = 813	LV-EF ≤ 35%, NYHA ≥ III, keine ICD-Indik.

0,4   0,6   1,0   1,4   1,8

CRT besser

Auswirkungen der CRT auf die Mortalität, Hospitalisierung wegen HI und iv HI-Therapie bei Patienten mit HI in verschiedenen prospektiven, randomisierten Studien

TABELLE 5.4

INDIKATIONEN ZUR CRT MIT BZW. OHNE GLEICHZEITIGER ICD-IMPLANTATION [2, 63]

	ESC 2005		AHA/ACC 2005
	CRT-D	CRT	CRT/CRT-D
NYHA	III – IV	III – IV	III – IV
LV – EF	≤ 35%	„reduziert"	≤ 35%
QRS-Breite	≥ 120 msek	≥ 120 msek	≥ 120 msek
OPT	pos.	pos.	pos.
Indikation	IIa	I	I
Evidenz	B	A	A

OPT = optimale pharmakologische/medikamentöse Therapie

einjährige Lebenserwartung ein weiteres Kriterium für einen CRT/ICD sein.

Offen ist derzeit die Frage, ob nicht schon in einem früheren klinischen Stadium NYHA II (oder gar schon bei NYHA I) eine CRT/ICD-Therapie sinnvoll erschiene, insbesondere als gerade in diesem Stadium die Patienten, wenn sie versterben, am arrhythmogen, plötzlichen Herztod zu Tode kommen.

Insgesamt stellt die CRT eine wesentliche Erweiterung unseres medizinischen Armamenatriums dar. Als implantierbares Gerät ergänzt sie unsere medikamentös therapeutischen Maßnahmen und verbes-

sert nicht nur die Lebensqualität, sondern wirkt auch mortalitätssenkend und somit lebensverlängernd.

5.3 Zum frühzeitigen Erkennen einer klinischen Verschlechterung – Intrathorakale Impedanz-Messung

Flüssigkeitsretention in der Lunge führt im Rahmen einer kardialen Dekompensation zu Veränderungen der intrathorakalen Impedanz. Mit einer speziellen Ein-

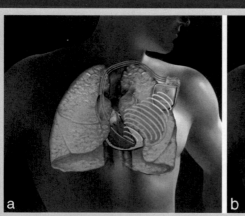 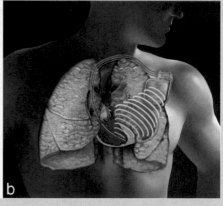

ABB. 5.14 **a** und **b** Intrathorakale Impedanzmessung durch einen SM zur Vorhersage einer kardialen Dekompensation. Enthält das Lungengewebe wenig Wasser, ist sie „trocken", der Patient also nicht dekompensiert, dann ist der zwischen dem Schrittmacher-Gehäuse und der SM-Elektrode gemessene Widerstand hoch (**a** oben). Nimmt der Wassergehalt in der Lunge z. B. bei kardialer Dekompensation zu, dann sinkt die Impedanz (**b** unten). (Abb. Fa Medtronik mit freundlicher Genehmigung)

richtung, die derzeit nur von einer Firma angeboten wird, lässt sich diese Änderung der intrathorakalen Impedanz durch Messung des Widerstandes zwischen der SM-/Defibrillator-Elektrode und dem Generatorgehäuse eruieren (Abb. 5.14). Ist die Lunge „trocken", der Patient rekompensiert, dann ist dieser Widerstand hoch (Abb. 5.14a). Retiniert der Patient im Rahmen einer kardialen Dekompensation Flüssigkeit in der Lunge, dann nimmt dieser Widerstand ab. Ein automatisch tgl. berechneter Index (Optivol®-Index) überschreitet eine individuell adaptierbare Schwelle und zeigt damit eine drohende kardiale Dekompensation an (Abb. 5.14b und 5.15). Es wird nunmehr ein Signal ausgelöst, sei es ein Warnton, sei es ein

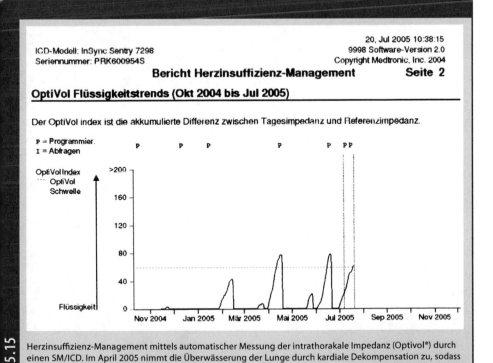

ABB. 5.15 Herzinsuffizienz-Management mittels automatischer Messung der intrathorakale Impedanz (Optivol®) durch einen SM/ICD. Im April 2005 nimmt die Überwässerung der Lunge durch kardiale Dekompensation zu, sodass die intrathorakale Impedanz absinkt und die Schwelle des Optivol-Index überschritten wird. Dadurch wird ein Alarm ausgelöst, der dem Patienten bzw. seinem Arzt die drohende Überwässerung anzeigt und zu einer vermehrten Diuretikagabe führt. Dies wiederholt sich anfangs Juli

Lichtsignal im Kontrollgerät, sodass als Folge vom Arzt aber auch vom Patienten mit z. B. einer Erhöhung der Diuretikamenge reagiert werden kann.

Erste Ergebnisse dieser Zusatzfunktion von SM und ICDs zeigen, dass einerseits die Hospitalisierungsrate verringert werden kann, dass anderseits durchschnittlich eine Woche vor einer Spitalsaufnahme bereits mit Therapieänderungen der beginnenden Dekompensation gegengesteuert werden kann [79]. Ob dadurch auch die Mortalität weiter gesenkt wird, ist zwar zu erwarten, entbehrt jedoch derzeit jeder Datengrundlage. Entsprechende Studien werden durchgeführt.

6. Chirurgie der HI

Ferdinand Waldenberger

Die chirurgische Therapie der HI kann als *organerhaltende* oder als *Herzersatz-Therapie* durchgeführt werden. Insbesondere bei den organerhaltenden Eingriffen konnten in den vergangenen Jahren durch die Aneurysma- und Mitralklappen-Chirurgie (s. u.), sowie die Hochrisiko-Bypass-Chirurgie und durch elektrostimulatorische Verfahren (siehe Kapitel 5) erhebliche Fortschritte erzielt werden.

In der Herzersatztherapie bleibt die Transplantation mit inzwischen stabilen Überlebensraten von 50% nach 10 Jahren den künstlichen Implantaten weit überlegen.

Diese Erfolge sind nur durch ein eingespieltes, interdisziplinäres Team zu erreichen. Für jeden Patienten wird dabei ein individuelles Behandlungskonzept entworfen. Alle terminalen HI-Patienten sind schwerst krank und würden die Kriterien für eine Herztransplantation (HTx) erfüllen.

Die zufriedenstellenden und reproduzierbaren Ergebnisse der *orthotopen Herztransplantation* machten diese zur ersten Therapieoption für die Behandlung der therapierefraktären HI im Endstadium. Bekannterweise gibt es limitierende Faktoren für den Erfolg dieser Option wie die lebenslange Immunsuppression und die Spenderknappheit. Im letzten Jahrzehnt hat sich die weltweite Zahl auf einer Zahl unter knapp 4000 Transplantationen eingependelt. Wegen der immer knapper werdenden Spenderressourcen ist es unumgänglich geworden, rigorose Selektionskriterien auf die potentiellen Empfänger anzuwenden. Dadurch wurde diese Therapieoption der überwiegenden Mehrheit von Patienten mit HI im Endstadium verschlossen und diese Patienten und ihre Ärzte müssen nach anderen Therapiemöglichkeiten suchen.

Trotz aller technischer Fortschritte ist die Rolle des *Kunstherzens* unbedeutend geblieben. Die Indikation beschränkt sich vornehmlich auf den Einsatz als „bridge to transplant", für temporäre zirkulatorische Unterstützung, z.B. nach Herzoperationen oder als „bridge to recovery" im allgemeinen. Beim Einsatz als Überbrückung der Zeit bis zu einer Herztransplantation beschränkt sich der Einsatz natürlich wiederum nur auf Kandidaten für eine solche. So machen diese Restriktionen und die enormen Kosten einen breiten Einsatz derzeit unmöglich.

Dieses Dilemma führte zu intensiven chirurgischen Anstrengungen auf der Suche nach Alternativen zu den oben angeführten Therapieformen. Techniken zur Wiederherstellung der Myokardperfusion, zur Eliminierung von Klappeninsuffizienz und zur Wiederherstellung der Ventrikelgeometrie haben sich bei diesen Hochrisikopatienten durchgesetzt und stehen nun an vorderster Front der Therapieoptionen [80].

Um die Morbidität der HI zu minimieren, hat es sich – wie auch anderen Bereichen – herausgestellt, dass ein *multidisziplinärer Zugang* zu größeren Erfolgen führt:

Die Erfassung des
■ *präoperativen Status* mit Planung aller therapeutischen Schritte,
■ sowie eine präoperative Optimierung des Patienten sind unumgänglich.

Besonderes Augenmerk muss

- auf die chirurgische Machbarkeit,
- auf die Vitalitätsdiagnostik und
- auf die Funktion des rechten Ventrikels gelegt werden. Vor allem Patienten mit schlechter rechtsventrikulärer Leistung, klinischen Symptomen einer Rechts-HI und einer fixierten pulmonalen Hypertension sollten zurückhaltend für einen chirurgischen Eingriff evaluiert werden, da sie eventuell bessere Transplantationskandidaten sind.

Die begleitende medikamentöse Therapie muss optimiert werden, um den Afterload zu minimieren und das zirkulierende Blutvolumen zu normalisieren. Selbst kurze Episoden von intravenöser positiv inotroper Unterstützung können als Begleittherapie eingesetzt werden. Wenn diese Unterstützung nicht oder kaum abgesetzt werden kann, ist dies ein Zeichen einer eventuell notwendigen mechanischen Kreislaufunterstützung oder einer Transplantation.

6.1 Organerhaltende Therapien

6.1.1 Koronar-Revaskularisation

Wir wissen seit mehr als 20 Jahren, dass die Revaskularisation von Patienten mit stark eingeschränkter LVEF eine Verbesserung der Lebenserwartung bis zu 25% bringen kann. Diese Erfolge mussten jedoch anfänglich mit einer deutlich erhöhten perioperativen Mortalität bei diesen Hochrisikopatienten erkauft werden. Mit zunehmender Erfahrung sowohl mit den

Patienten als auch mit den Techniken, die zur Verfügung stehen, kann eine erfolgreiche Revaskularisation bei Patienten mit einer LVEF von < 30% mit einer Mortalität unter 5% erwartet werden [81]. Durch diese Verbesserung der Durchblutung können in diesen geschädigten Herzen „hibernierende" und noch nicht endgültig geschädigte Zellen wieder aktiviert werden, die damit zur Steigerung der Herzleistung beitragen.

Fundamental bei der operativen Behandlung dieser Hochrisikopatienten sind eine exakt geplante und durchgeführte Operation und eine möglichst komplette Revaskularisation. Die Planung in Hinsicht auf Machbarkeit der Anastomosen und Sinnhaftigkeit im Hinblick auf Vitalität des versorgten Myokardbezirkes ist essentiell. Jede unnötige Verlängerung der Operationszeit kann sich deletär auf den Patienten auswirken! [81]

Revaskularisationen von sehr kleinen Gefäßen und zusätzlich notwendige Techniken wie z.B. Endarteriektomie an sehr stark veränderten Gefäßen können kontraproduktiv sein. Der Preis für eine inkomplette Revaskularisation kann jedoch auch sehr hoch sein. So muss die Technik eines „off pump"-Eingriffes, also ohne Einsatz der Herz-Lungen-Maschine, kritisch gesehen werden. Auf der anderen Seite muss das Überleben des Patienten und eine Verbesserung der Lebensqualität oder zumindest ein Beibehalten des Status quo ante operationem oberstes Ziel der chirurgischen Bemühungen sein, was eine Anpassung des Eingriffs auf die Möglichkeiten und Aussichten erforderlich macht.

Es hat sich gezeigt, dass auch bei Patienten mit ischämischer Kardiomyopathie und Auswurffraktionen < 25% nach Koronarchirurgie eine deutliche Verbesserung in Bezug auf Überleben und funktionellem Status (von präoperative NYHA 3,5 bis postoperativ NYHA 1,5) möglich ist. Die 5-Jahres-Überlebensrate nach HTx rangiert zwischen 62% und 82%, hingegen sind die Ergebnisse mit rein konservativer Therapie < 20%. In den meisten Studien mit ACBP bei ischämischer Kardiomyopathie sind die Überlebensraten nach einem Jahr zwischen 85% und 88%, nach 2 Jahren 75% bis 82%, nach 3 Jahren 68% bis 80% und nach 5 Jahren 60% bis 80%. Die perioperative Mortalität wird mit 3%

bis 12% angegeben. Der wichtigste Risikofaktor ist die Dringlichkeit der Operation.

Indem die Erfahrungen mit der Hochrisiko-Revaskularisation bei Patienten mit HI wachsen, sind mit Verbesserungen der Operationstechnik, -planung und der Myokardprotektion weitere Risiko- und Mortalitätsreduktionen auch bei Patienten mit Auswurffraktionen im Bereich von 10% in Zukunft zu erwarten.

6.1.2 Korrektur der Mitralinsuffizienz

Die funktionelle Mitralinsuffizienz ist eine Komplikation der terminalen HI und betrifft fast alle HI-Patienten. Im Rahmen der progressiven Ventrikeldilatation und

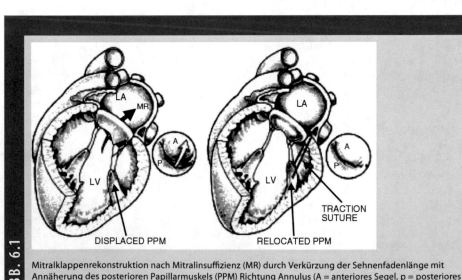

DISPLACED PPM RELOCATED PPM

ABB. 6.1 Mitralklappenrekonstruktion nach Mitralinsuffizienz (MR) durch Verkürzung der Sehnenfadenlänge mit Annäherung des posterioren Papillarmuskels (PPM) Richtung Annulus (A = anteriores Segel, p = posteriores Segel, LA linkes Atrium) [82]

dem Auftreten der MI wird das Überleben auf 6 bis 24 Monate reduziert. Durch das zunehmend bessere Verständnis der Funktion der Mitralklappe wird es klar, dass die komplexe Geometrie des Mitralklappenapparates erhalten bleiben muss. Die Rekonstruktion der Mitralklappe und somit der geometrischen Abnormalitäten kann nicht nur die Mitralklappenkompetenz wiederherstellen, sondern auch die Ventrikelfunktion verbessern (Abb. 6.1) [82].

Die Erhaltung der Kontinuität von Sehnenfäden, Klappensegel und subvalvulärem Apparat ist essentiell für die Erhaltung der Klappengeometrie und für die Wiederherstellung der Klappenkompetenz. Daher hat die Rekonstruktion der Klappe oberste Priorität. Die wichtigste Determinante der Klappenfunktion ist trotz allem der Durchmesser des Klappenannulus. Daraus entwickelte sich das Konzept des „relative undersized valvular repair", das darauf zielt, mit einer Überkorrektur des dilatierten Annulus eine Koaptation der Segel zu erreichen. Damit wird die Klappe wieder kompetent (dicht). Abschließend folgt die Reduktion der Ventrikelgröße.

Die operative Mortalität bei diesen Patienten mit LVEF <25% ist in internationalen Studien auf 5–15% erhöht. Ferner muss mit einer verlängerten Intensivaufenthaltsdauer und mit zusätzlicher Kreislaufunterstützung z.B. durch Einsatz der IABP (intra-aortalen Ballonpumpe) bzw. eines LVAD (links-ventrikuläres Assist Device) gerechnet werden. Die mittlere Überlebensrate nach solchen Eingriffen einer operativen Korrektur der Mitralinsuffizienz wird nach 1 Jahr mit ca. 80%, nach 2 Jahren mit ca. 70% und nach 5 Jahren mit ca. 60% angegeben [82].

6.1.3 Korrektur der Ventrikelgeometrie

Gemäß dem Gesetz von LaPlace ist die ventrikuläre Wandspannung direkt proportional dem Radius des linken Ventrikels und des LV-Druckes, sowie indirekt proportional der Wanddicke.

Beim Fortschreiten der HI verdünnt sich die Wand des linken Ventrikels weiter und der Innendurchmesser vergrößert sich zunehmend (Abb. 6.2) [83]. Damit wird auch die Wandspannung weiter erhöht. Die damit beginnende Spirale führt zur weiteren Verschlechterung der LV-Funktion.

Daraus ergibt sich zwangsläufig das chirurgische Konzept der Reduktion der Wandspannung durch Wiederherstellung der Größe der linken Kammer und Optimierung der linksventrikulären Geometrie:

Dysfunktionale Gebiete des linken Ventrikels werden exkludiert oder exzidiert und so das linksventrikuläre Volumen reduziert (Abb. 6.3) [84]. Schon präoperativ können diese Patienten durch Einsatz verschiedener Untersuchungsmethoden wie Ventrikulographie, kardiales MRI und szintigrafische Methoden selektioniert werden.

Die Vorteile dieser rekonstruktiven Chirurgie wurden in mehreren Studien demonstriert. Nach erfolgreicher LV-Rekonstruktion kam es zu signifikanter Reduktion beim LVESVI (linksventrikulärer systolischer Volums-Index), zur Verbesserung der LVEF, der NYHA Klasse und

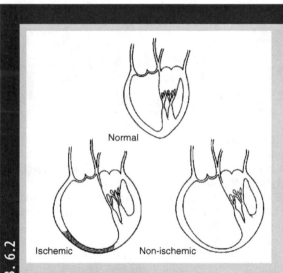

ABB. 6.2

Vergleich zwischen der normalen elliptischen Form (oben) und der gemeinsamen kugeligen Form (unten), die sowohl der ischämischen als auch der nicht-ischämischen Kardiomyopathie eigen ist [83]

des Langzeitüberlebens. Die Spitalsmortalität liegt im Bereich von 8%, die wegen HI erfolgte Rehospitalisierungsrate nach einem Jahr liegt bei 20%.

6.1.4 Chirurgie des Vorhofflimmerns

Vorhofflimmern (VHF) betrifft ca. 0,4% der Bevölkerung und 5 bis 10% der Personen über 65 Jahre Lebensalter. Außerdem wird beschrieben, dass VHF bei bis zu 50% der Patienten auftritt, die sich Herzoperationen unterziehen. Vorhofflimmern ist mit einem erhöhten Risiko für thromboembolische Komplikationen verbunden und mit einem erhöhten Risiko für das Auftreten von HI (s. auch Kapitel 3.3.3 und 4.5.2).

Neben den medikamentösen und interventionellen Methoden zur Behandlung von VHF gibt es auch herzchirurgische Optionen.

■ Die MAZE-Operation
Bei der MAZE-Operation (engl. maze – das Labyrinth) werden die elektrischen Impulse in den Atrien, die das VHF verursachen, unterbrochen. Es werden multiple

ABB. 6.3

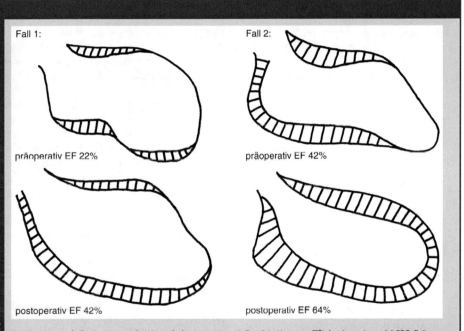

Fall 1:   Fall 2:

präoperativ EF 22%   präoperativ EF 42%

postoperativ EF 42%   postoperativ EF 64%

Ergebnisse nach Optimierung der Ventrikelgeometrie mit Patch(= Kunststofflicken)repair und ACBP. Präoperativ zeigt Fall 1 eine inferoapikale Dyskinesie und ein globale Hypokinesie; Fall 2 zeigt eine große akinetische Läsion. Postoperativ verbesserte sich die LV-EF in beiden Fällen. Im Fall 1 kam es zur Verbesserung der regionalen Störung, während im Fall 2 eine fast komplette Normalisierung der Wandbewegung auftrat

Inzisionen in beiden Vorhöfen gesetzt, die gemeinsam mit der Narbenbildung im Rahmen des Heilungsprozesses dazu führen sollen, dass die elektrischen Impulse geblockt werden. Die Operation ist sehr aufwändig und bringt nur in Zentren mit sehr großer Erfahrung die gewünschten Langzeitergebnisse.

Deswegen hat die Suche nach weniger invasiven Verfahren das Augenmerk auf die chirurgischen Ablationsoperationen gelenkt.

■ Chirurgische Ablation des VHF
Bei diesen Operationen werden durch eine Vielfalt von einsetzbaren Energiequellen wie Radiofrequenz, Kälte, Mikrowellen oder Laser, Läsionen in einem oder in beiden Atria gesetzt. So werden die multiplen Inzisionen bei der ursprünglichen MAZE-

Operation vermieden. Die Läsionen werden nach einem komplexen Algorithmus gesetzt und sollen ebenfalls die irregulären Leitungsbahnen unterbrechen.

Das Verfahren wird meistens in Kombination mit anderen herzchirurgischen Eingriffen durchgeführt (Klappen oder Bypass-Operationen). Es ist jedoch zu erwarten, dass mit Konsistenz der Ergebnisse und Minimalisierung des Operationstraumas auch „stand alone" Operationen nur für Vorhofflimmern durchgeführt werden. In diese Richtung zielt die komplette endoskopische Ablation des VHF am schlagenden Herzen.

6.2 Herzersatztherapie

6.2.1 Die Kunstherzen

Seit den Anfängen der Herzchirurgie waren Chirurgen von der Idee eines mechanischen Unterstützungssystems des Herzens fasziniert. Trotz aller technischen Fortschritte ist die Rolle des Kunstherzens unbedeutend geblieben. Die Indikation beschränkt sich vornehmlich auf den Einsatz als „bridge to transplant", für temporäre zirkulatorische Unterstützung z.B. nach Herzoperationen oder nach Myokarditiden als „bridge to recovery" oder zum permanenten Einsatz bei Patienten, die für eine Herztransplantation nicht in Frage kommen: „destination therapy" [85].

Bridge to Transplant

Einige Patienten, die auf eine Herztransplantation warten, versterben auf der Warteliste. Diese Patienten sind potentielle Kandidaten für eine Implantation eines LVADs. Zur Zeit der Transplantation wird dann der Assist device entfernt (Abb. 6.4).

Die erste Generation der Assist Devices hat die Grundlagen der mechanischen Kreislaufunterstützung gelegt. Diese Systeme können Patienten mit terminalem Herzversagen wiederbeleben, rehabilitieren und sie auf diesem Wege in ca. 75% der Fälle in einen für eine Herztransplantation geeigneten Zustand bringen [86].

Bei dem Einsatz als Überbrückung der Zeit bis zu einer HTx beschränkt sich dieser natürlich wieder nur auf Kandidaten, die dafür vorgesehen sind. So machen diese Restriktionen und die enormen Kosten einen breiten Einsatz derzeit unmöglich.

Für Patienten am Assist device besteht bei Eurotransplant höchste Prioritätsstufe. Meistens bekommen diese Patienten pneumatische Systeme mit relativ großen Antriebsaggregaten. Daher sind viele Patienten weiter im Krankenhaus, können sich aber limitiert bewegen und spazieren herum, während einige Patienten sogar das Krankenhaus verlassen können.

Destination Therapie

LVADs wurden bei 3.500 Patienten als „bridge to transplantation" verwendet, wobei mittlerweile über 50% der LVAD-Träger nach Hause entlassen werden können. Die zunehmend lange Wartezeit auf die Transplantation hat jedoch zunehmend längere Zeiten der Patienten am LVAD erbracht. Außerdem haben es einige Patienten vorgezogen, am Kunstherzen zu

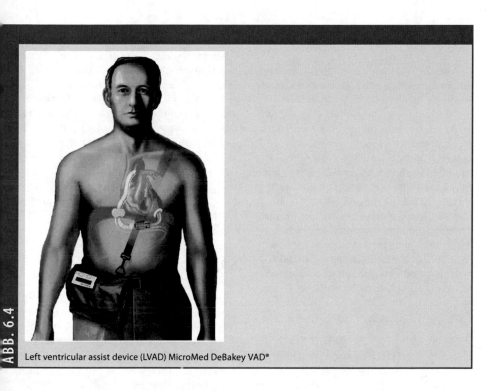

ABB. 6.4

Left ventricular assist device (LVAD) MicroMed DeBakey VAD®

bleiben, anstatt sich transplantieren zu lassen. Das führte in einem etwas undefinierten Übergang zur „Destination Therapy". In einer rezenten Studie (REMATCH trial) wurden Nicht-Transplantations-Kandidaten randomisiert entweder mit einem Kunstherzen oder mit optimaler medikamentöser Therapie behandelt. Die Patienten am Kunstherz schnitten deutlich besser ab und so wurde dieses Kunstherz auch für die „Destination therapy" zugelassen [87].

Bridge to Recovery

Bei wenigen Patienten kann es im Rahmen einer Herzoperation zu einem unbeherrschbaren Pumpversagen kommen und diese Patienten können nicht von der Herz-Lungen-Maschine entwöhnt werden. Diese Patienten bekommen einen Assist device, solange, bis sich ihr eigenes Herz wieder erholt hat, was Tage, Wochen, ja sogar manchmal Monate dauern kann. Selten kam es in der Vergangenheit bei

„bridge to transplant"-Patienten zur Erholung des Herzens und diese Assist devices konnten explantiert werden.

Auch bei einigen Patienten mit anderen Indikationen hat sich eine ausreichende Erholung des Myokards während der mechanischen Kreislaufunterstützung gezeigt, v.a. bei fulminanten Myokarditiden. Weiters wurde bei Patienten mit v.a. dilatativer Kardiomyopathie eine Erholung von Myokardbereichen erzielt, wenngleich weniger als 10% der Patienten eine ausreichende Erholung des Myokards 3 bis 6 Monate nach dem Ausbau des Kunstherzens behalten haben. Die Erholung wird von mehreren Faktoren wie dem Ausmaß der mechanischen Entlastung, neurohormonaler Hemmung und der Art des Myokardschadens beeinflusst.

Neue LVAD-Systeme

Nachdem sich in der REMATCH-Studie die Thoratec HeartMate-Systeme als geeignete Systeme für eine mechanische Langzeit-Kreislaufunterstützung erwiesen haben [87], könnten sich ähnliche pulsatile Systeme wie Worldheart, Novacor oder Arrow Lionheart als ebenbürtig oder sogar besser zeigen. Generell hat jedoch diese erste Generation von Assist-Systemen einige essentielle Nachteile:

- Größe
- Störende Betriebsgeräusche
- Infektanfälligkeit
- Komplexer Aufbau und damit Fehleranfälligkeit
- Kosten

Eine zweite Generation von Assist-Systemen wurde nun in einer miniaturisierten Form entwickelt. Diese produzieren kontinuierlichen Blutfluss im Unterschied zu den pulsatilen Systemen und haben bei erhaltener hämodynamischer Wirksamkeit eine weniger traumatische Implantation zum Vorteil. Außerdem weisen sie weniger Oberflächen mit Blutkontakt und z.B. keine Herzklappen auf. Zu dieser Gruppe, die derzeit in klinischen Studien im Einsatz ist, gehören die axialen Fluss-Systeme wie Jarvik 2000 Flowmaker, HearMate II und MicroMed DeBakey VAD (Abb. 6.4).

6.2.2 Herztransplantation

Die Herztransplantation (HTx) ist heute eine akzeptierte Routinemethode zur Behandlung der HI im Endstadium. Die Methode wird vor allem dann eingesetzt, wenn „konventionelle" Methoden versagen und andere chirurgische Optionen ausgeschlossen werden müssen. Eine Herztransplantation wird bei ca. 1% der Patienten mit terminaler HI angewandt [2, 5, 11, 88].

Ätiologie

Die Erkrankungen, die einer Herztransplantation als „ultima ratio" bedürfen, gliedern sich wie folgt auf:

- Idiopathische Kardiomyopathie – 54%
- Ischämische Kardiomyopathie – 45%
- Kongenitale Herzkrankheiten und andere Erkrankungen – 1%

Klinik

Potentielle Kandidaten für eine HTx sind üblicherweise in den NYHA Klassen III oder IV. Die linksventrikuläre Auswurffraktion (LVEF) ist generell 25% oder weniger. Während des Evaluationsvorganges bzw. während der Wartezeit wird alles unternommen, um die Patienten zu stabilisieren. Die Interventionen reichen von oraler Medikation über temporäre intravenöse inotrope Unterstützung bis zum Kunstherzersatz als „bridge to transplant".

Indikation zur HTx

Patienten mit Kardiomyopathie, „end stage" koronarer Herzkrankheit und Patienten an einer Kunstherzunterstützung sind potentielle Kandidaten für eine Herztransplantation. Bis zu 20% der Patienten versterben auf der Warteliste, weil kein passendes Spenderorgan rechtzeitig zur Verfügung stand.

Vorausetzungen zur HTx

- Lungengefäßwiderstand < 2 Wood Einheiten
- Alter ≤ 65 Jahre
- Ausreichende Compliance inkl. Soziales Umfeld

Kontraindikationen

- Alter > 65 Jahre (relative KI)
- Fixierte pulmonale Hypertension > 4 Wood Einheiten
- Aktive systemische Infektion
- Aktive systemische Erkrankung (Kollagenose, Vaskulitis ...)
- Aktive maligne Erkrankung
- Drogenabhängigkeit
- Psychosoziale Instabilität
- Mangelnde Compliance

Chirurgische Technik

Orthotope HTx

Während der Operation, die an der Herz-Lungen-Maschine durchgeführt wird, werden, nachdem das Spenderherz im Operationssaal eingetroffen ist, die meisten Teile des Empfängerherzens entfernt. Zurück bleiben nur Anteile von Aorta, Pulmonalarterie und Teile beider Vorhöfe. An diese verbleibenden Strukturen wird das Spenderherz anastomosiert, wobei sich in den letzten Jahren im Bereich des rechten Vorhofes die „bi-cavale" Anastomose gegenüber der atrialen Anastomose durchzusetzen scheint (30% Trikuspitalinsuffizienz nach der atrialen Anastomose).

Heteroptope HTx

Nachdem das Herz mit Kardioplegie stillgelegt wurde, wird das Spenderherz mit zunächst beiden Vorhöfen seit-zu-seit anastomosiert. Dann werden Aorta und A. pulmonalis end-zu-seit an die jeweiligen Pendants am Empfängerorgan angeschlossen, wobei die A. pulmonalis mit einer Prothese verlängert wird.

Follow-up nach der HTx

Das Monitoring zur Erkennung einer *immunologischen Abstoßung* beinhaltet regelmäßige bioptische Untersuchungen der Herzmuskulatur. Die Beurteilung der Endomyokardbiopsien durch den Pathologen beruht auf einem international angewendeten Diagnostikschema. Entsprechend dem empirisch ermittelten Risiko einer Abstoßung werden in der Anfangszeit nach der Transplantation Untersuchungen wöchentlich, später monatlich und nach 3–4 Jahren etwa halbjährlich durchgeführt.

Probleme nach der Transplantation

Die HTx bringt Patienten mit terminaler HI bei optimalem Verlauf zwar eine praktisch normale Herz- und Kreislauffunktion zurück und damit eine normale körperliche Leistungsfähigkeit. Dennoch bringt die Methode Nachteile mit sich, so z.B. eine lebenslange Immunsuppression mit ihren Folgen, aufwändige Nachkontrollen inkl. regelmäßige Myokardbiopsien und Koronarangiographien.

■ Abstoßungs-Reaktionen
Die *akute Abstoßung* im Rahmen einer HTx ist heute selten geworden. Bei einem Herztransplantierten werden je nach immunologischer Toleranz des Organs 0–5 (im Mittelwert 2,8) therapiebedürftige Abstoßungen diagnostiziert, von denen die meisten innerhalb der ersten 6 Monate auftreten. Trotz dieser Probleme ist der Langzeitverlauf einer schweren Herzerkrankung bei Patienten, denen ein Herz transplantiert wurde, günstig. 70% der Transplantatempfänger sind nach einer 5-jährigen Beobachtungsperiode am Leben.

Die *zelluläre Abstoßung* ist die klassische Form der Abstoßung und wird charakterisiert durch ein perivaskuläres Infiltrat mit Lymphozyten und folgender myozytärer Schäden sowie Zelltod.

Die *humorale Abstoßung* dürfte eine generalisierte Antikörper-Antwort sein, die von verschiedenen, noch unbekannten Faktoren eingeleitet wird. Die Antikörperablagerung im Myokard resultiert in einer globalen Pumpschwäche. Die Abstoßung wird abhängig vom Schweregrad behandelt. Dabei kommen Steroide, polyklonale und monoklonale Antikörper zum Einsatz.

■ Koronare Intimahyperplasie
Koronararterien-Stenosen sind früher oder später in allen Transplantaten zu finden. Die Pathologie ist gekennzeichnet durch eine myointimale Hyperplasie der mittel- bis kleinkalibrigen Koronargefäße mit diffuser Ausbreitung. Die auslösende Ursache ist unbekannt, obwohl Cytomegalie-Virus-Infektionen und chronische Abstoßung wahrscheinliche Ursachen sind. Die einzige derzeitige Behandlung besteht in der Re-Transplantation.

■ Infektionen
Die Infektion ist die primäre Sorge bei HTx-Patienten. Während der ersten Phase überwiegen die bakteriellen Infektionen. Pilzinfektionen können v.a. bei diabetischen oder über-immunsupprimierten Patienten auftreten. Eine Prophylaxe ge-

gen Pneumocystis carinii und CMV ist obligat. Weiters wird besonderes Augenmerk auf das Auftreten seltener Erreger und deren Auswirkungen gelegt: Listerien, Legionellen, Chlamydien und Nocardien-Infektionen.

Ergebnisse

Die *perioperative Mortalität* beträgt heute ca. 16%.

Das *Langzeitüberleben* der Patienten wird in erster Linie durch akute und chronische Abstoßungen, Infektionen sowie Begleiterkrankungen wie Lymphome und Karzinome bestimmt. Die Langzeitergebnisse sind denen der Nierentransplantation ähnlich:

Die 1-Jahres-Überlebensrate ist ca. 80% und die 5-Jahres-Rate bei ca. 70%. Nach 10 Jahren ist noch etwa die Hälfte der Transplantatempfänger am Leben. Über 90% der Überlebenden behalten eine ausreichende Herzleistung des Transplantates und mehr als 70% kehren in ihr normales soziales Leben zurück.

6.3 Stammzell-Therapie

Stammzellen sind Vorläuferzellen, die noch in die unterschiedlichsten Richtungen (Zelltypen) ausdifferenzieren können und aus denen sich (theoretisch) die unterschiedlichen Gewebe bis hin zu kompletten Organen entwickeln können. Es gibt

- embryonale Stammzellen, die sich noch in alle Richtungen differenzieren können,

- erwachsene (adulte) Stammzellen, deren Differenzieren schon weitgehend vorbestimmt ist und
- Stammzellen aus Nabelschnurblut, die noch fast alle Vorzüge der embryonalen Zellen haben und sich weitgehend in alle Richtungen entwickeln können.

In welche Art von Zelle oder Gewebe sich die Stammzellen entwickeln, hängt nicht nur von den eigenen Fähigkeiten, sondern auch von den aus ihrer Umgebung ausgehenden Signalen ab. Unabhängig von ihrem Potenzial können sich aus Stammzellen, die in das Herz eingebracht werden, entsprechend den vom umliegenden Gewebe ausgehenden Signalen nur entweder Herzmuskel-Zellen oder neue Gefäße entwickeln.

Für alle Patienten, die an HI leiden, ja für alle Patienten nach einem Herzinfarkt, verspricht die Stammzell-Therapie neue Hoffnung. In der Forschung und vereinzelt auch bei Patienten werden Implantationen von Stammzellen durchgeführt um geschädigte oder abgestorbene Herzmuskelzellen zu ersetzen und die Herzfunktion wiederherzustellen. Es wird vor allem auf den Ersatz von zwei Arten von Zellen gezielt: Einerseits die Herzmuskelzellen, andererseits die Endothelzellen.

Die Ziele der Stammzell-Therapie für die Zukunft sind also der Ersatz von abgestorbenem Muskelgewebe (Myogenese) und die Neubildung von Blutgefäßen (Angioneogenese) zur besseren Blutversorgung des Herzens.

Derzeit ist noch nicht geklärt, welcher Zelltypus am besten geeignet ist und welches die Rolle der einzelne Zelltypen sind. Die klinischen Anwendungen sind im Anfangsstadium. Die ersten Ergebnisse sind vielversprechend, von einer Routinetherapie sind wir jedoch noch weit entfernt.

Zusammenfassung der chirurgischen Therapiemöglichkeiten der HI

Während sich die chirurgischen Therapieoptionen als Alternative zur Transplantation rapide entwickeln, müssen sie bis zu ihrer endgültigen Anerkennung kritisch betrachtet werden, nachdem sie schließlich der immer größer werdenden Anzahl von Patienten mit HI zur Verfügung stehen sollen. Die Transplantation bleibt nach wie vor der Goldstandard für eine begrenzte Anzahl von selektierten Patienten und bietet Langzeitergebnisse in einer klar reproduzierbaren Form. Obwohl wir zunehmend sehen, dass mechanische Kreislaufunterstützung sowohl in der Anwendung zur myokardialen Erholung als auch in der „Destination"-Therapie eine Rolle spielt, ist doch ihre derzeitige Hauptrolle in dem Gebiet der „bridge to transplant" zu sehen. Nachdem sich aber die Diskrepanz zwischen Spenderangebot und Empfängerbedarf weiter vergrößern dürfte, bekommen chirurgische Alternativen zur Transplantation eine zunehmende Bedeutung.

Die Ergebnisse der eher konventionellen Methoden wir Hochrisiko-CABG, Wiederherstellung der Ventrikelarchitektur sowie Mitralrekonstruktion gemeinsam mit optimierter medikamentöser, sowie Resynchronisationstherapie zeigen durchaus der Transplantation ebenbürtige Resultate. Daher sind diese Techniken nach wie vor erste Wahl bei HI-Patienten. Dadurch können die immer rarer werdenden Spenderherzen jenen Patienten vorbehalten werden, die tatsächlich keine andere Option mehr haben.

Zusammen mit der Verwendung von neuen, sich entwickelnden Biotechnologien hat jede dieser chirurgischen Techniken einen substantiellen Beitrag zur Vergrößerung des (chirurgischen) Rüstzeugs im Kampf gegen die HI beigetragen [89].

7. Physikalische Therapie bei Herzinsuffizienz

Das Syndrom „Herzinsuffizienz" mit dem Leitsymptom Dyspnoe vor allem bei körperlicher Belastung, verursacht durch eine eingeschränkte Pumpleistung des Herzens, und regelmäßiges körperliches Training sind vordergründig Gegensätze. Dies hat auch dazu geführt, dass sich HI-Patienten kaum belasten, dass bei akuter HI jede körperliche Belastung noch immer weitgehend ausgeschaltet ist und dass aber auch bei chronischer HI von körperlicher Aktivität wie Sport bis vor wenigen Jahren abgeraten wurde. Erst in den letzten Jahren kommt es zu einem Umdenken, welches in den Leitlinien einen wenn auch geringen Niederschlag gefunden hat:

Körperliches Training wird in den amerikanischen Leitlinien als nützliche adjunktive Therapie bezeichnet (Indikation I, Evidenz B) [7]. In den Europäischen Leitlinien wird von körperlicher Belastung bei akuter HI abgeraten, bei chronischer HI werden nicht näher definierte Trainings-Programme bei stabilen Patienten im NYHA Stadium II–III empfohlen [2] und auf eine Publikation der entsprechenden Working Group aus dem Jahre 2001 verwiesen [90].

In den letzten Jahren haben ein Reihe von Studien gezeigt, dass körperliches Training bei HI eine Reihe von negativen Folgen wieder rückbilden kann. So kön-

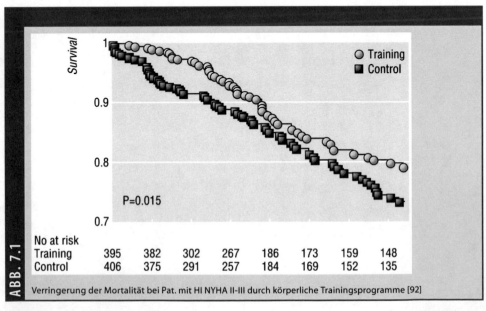

ABB. 7.1 Verringerung der Mortalität bei Pat. mit HI NYHA II-III durch körperliche Trainingsprogramme [92]

nen die sich während der HI verringernde Muskelmasse und auch die Kraft verbessert werden. Es bessern sich das funktionelle klinische NYHA Stadium und damit die Lebensqualität. Training wirkt sich positiv auf das überstimulierte autonome Nervensystem, auf die Ausschüttung der Neurohormone und somit weiter auch auf die Hämodynamik des Herzens aus. Ja es konnte sogar die Umkehr des durch die HI in Gang gesetzten Remodelierungs-Prozesses („inverse remodeling") des linken Ventrikels mit einer Verringerung des enddiastolischen und endsystolischen Volumens bei gleichzeitiger Verbesserung der LV-Funktion gezeigt werden [91].

Eine rezente Meta-Analyse konnte zeigen, dass körperliche Trainingsprogramme bei HI-Patienten bei Beachtung bestimmter Kautelen ungefährlich sind, ja nicht nur die Lebensqualität verbessern (s. o.) sondern auch die Mortalität senken (Abb. 7.1) [92]. Dieser Effekt hielt auch bei Subgruppenanalysen an (Abb. 7.2) [92].

Basierend auf all diesen Analysen und den Empfehlungen der AHA/ACC wurden erst kürzlich Empfehlungen für ein körperliches Trainings-Programm bei Patienten mit HI publiziert [93]. Es nimmt unter anderem auch auf das rund 100-fach erhöhte Infarkt- und 50-fach erhöhte Plötzliche-Herztod-Risiko bei zu abruptem Beginn eines solchen Programms Rücksicht [93]:

- ■ *Indikationen für ein Trainings-Programm bei HI-Patienten*
  - ▪ Pat. mit systolischer Dysfunktion basierend entweder auf einer koronaren Herzkrankheit oder auf einer idiopathischen Kardiomyopathie.
- ■ *Kontraindikationen bzw. verzögerter Beginn für das Trainingsprogramm*
  - ▪ Rezenter Spitalsaufenthalt wegen akuter HI
  - ▪ Nicht optimale III-Therapie-Einstellung;
  - ▪ Schwere Klappenerkrankung (Stenose, Insuffizienz);
  - ▪ Interkurrente sonstige Erkrankungen;
  - ▪ Rezente Eingriffe, wie z. B. ICD-Implantation;
  - ▪ Ergebnis der Ergometer-Belastungs-Untersuchung, die ein solches Programm als kontraindiziert erscheinen lassen;
  - ▪ Unklarheiten, ob das Trainingsprogramm durchgeführt werden kann, bestehen bei Pat. mit NYHA IV., bzw. bei Pat. mit schwerer sekundärer Mitral- bzw. Trikuspidal-Insuffizienz, mit schlecht kontrollierbarem VH-Flimmern bzw. mit permanentem Schrittmacher-Rhythmus.
- ■ *Modalität und Ausmaß des Trainings-Programms*
  - ▪ Aerobes Ausdauertraining gegenüber Krafttraining bevorzugt, welches die großen Skelettmuskeln beansprucht (Gehen, Laufband, Fahrrad, Kallisthenie [rhythmischer Tanz, Gymnastik etc.]);
  - ▪ Tgl. 30 Minuten bzw. so lange diese moderate physische Aktivität toleriert wird
    - – (moderat: Belastung ohne Atemnot und ohne Schwitzen).

	Training		Control		Death	Hazard ratio (95% CI)	χ^2 Effect	P value Interaction
	No of events / No at risk		No of events / No at risk					
Sex								
Male	79/349		95/354			0.60 (0.41 to 0.87)	7.30 0.01	
Female	9/46		10/52			1.17 (0.41 to 3.34)	0.09 0.77	0.27
Age								
⩾60 years	52/202		65/205			0.64 (0.41 to 0.99)	3.97 0.05	
<60 years	36/193		40/201			0.65 (0.36 to 1.18)	2.02 0.16	0.74
Functional class								
NYHA I-II	45/206		43/206			0.69 (0.40 to 1.20)	1.75 0.19	
NYHA III-IV	43/189		62/200			0.63 (0.40 to 0.99)	4.03 0.05	0.84
Cause								
Ischaemic	54/256		75/253			0.54 (0.35 to 0.83)	7.78 0.01	
Non-ischaemic	34/139		30/153			0.93 (0.52 to 1.68)	0.06 0.81	0.10
Left ventricular ejection fraction								
⩾27%	38/193		36/187			0.83 (0.45 to 1.50)	0.40 0.53	
<27%	50/202		69/219			0.59 (0.38 to 0.92)	5.54 0.02	0.30
Peak oxygen consumption								
⩾15 ml/kg/min	36/177		32/173			0.74 (0.39 to 1.40)	0.86 0.35	
<15 ml/kg/min	52/218		73/233			0.63 (0.42 to 0.96)	4.59 0.03	0.43
Duration of training								
⩾28 weeks	41/216		60/219			0.64 (0.41 to 0.99)	4.08 0.04	
<28 weeks	47/179		45/187			0.66 (0.37 to 1.19)	1.88 0.17	0.53
Total	**88/395**		**105/406**			**0.65 (0.46 to 0.92)**	**5.92 0.015**	

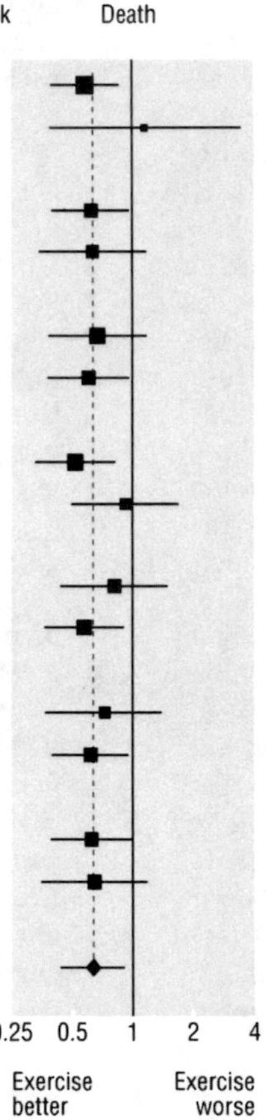

0.25 0.5 1 2 4

Exercise better   Exercise worse

ABB. 7.2

Verringerung der Mortalität bei Pat. mit HI NYHA II-III durch körperliche Trainingsprogramme auch bei Subgruppen-Analyse [92]

■ Mehrere Male pro Woche sollten diese Aktivitäten in einem medizinischen Trainingszentrum durchgeführt werden, insbesondere wenn die Belastung nach Prozentanteil der individuellen Leistungsfähigkeit bzw. nach der Herzfrequenz erfolgt. Diese Einrichtung sollte einen speziellen Plan für HI-Patienten, nach dem trainiert wird, ausarbeiten und kontrollieren.

■ *Trainingsörtlichkeit*
  ■ Zu Beginn sollte das Training immer an einem medizinischen Trainingszentrum, das mit den Einrichtungen zur Herz-Kreislauf-Wiederbelebung (Defibrillator, event. EAD = externer automatischer Defibrillator) ausgestattet ist, durchgeführt werden.
  ■ Wird das Training dann später zu Hause absolviert, sollte immer eine Person in der Nähe sein, die im Notfall eingreifen kann. (Eventuell auch hier ein EAD verfügbar.)

Zusammenfassend sind HI und körperliches Training nicht als kontrovers zu betrachten. Vielmehr ist dieses, gezielt und kontrolliert durchgeführt eine wesentliche adjuvante Therapie bei Pat. mit optimaler medikamentöser Einstellung und eventueller Versorgung mit medizinischen Geräten (ICD, CRT), wobei neben der Verbesserung der Lebensqualität auch die ersten Ergebnisse hinsichtlich der weiteren Reduzierung der Mortalität vorliegen. Also kontrolliertes körperliches Training ist bei HI-Patienten nicht kontraindiziert, sondern als wesentliche komplementäre Maßnahme zu Pharmaka und implantierbaren Devices anzusehen.

8. Psychosomatischer Zugang zum herzinsuffizienten Patienten

Christoph Herrmann-Lingen

8.1 Klinik der Herzinsuffizienz – eine psychosomatische Perspektive

Die chronische Herzinsuffizienz ist eine typische somatopsychisch-psychosomatische Erkrankung, in der die körperliche Funktionsstörung auf dem Wege ihrer psychischen (Fehl-)Verarbeitung ihre subjektive Bedeutung erhält. Beispielsweise ist die Lebensqualität von Patienten mit Herzinsuffizienz durchschnittlich erheblich eingeschränkt; einen wesentlichen Anteil an dieser Einschränkung hat dabei eine komorbide psychische Problematik. Auch für die Prognose spielen psychische bzw. psychosoziale Faktoren eine wichtige Rolle. So ist wie bei KHK-Patienten auch für herzinsuffiziente Patienten eine erhöhte Mortalität beim gleichzeitigen Vorliegen erhöhter Depressivität bzw. schlechter subjektiver Lebensqualität wiederholt beschrieben worden. Auch Verhaltensfaktoren spielen eine wichtige prognostische Rolle (s.u.).

Die klinische Symptomatik der Herzinsuffizienz ist Folge eines komplexen Wechselspiels von kardialer Funktionsstörung, humoraler und autonom-nervöser Gegenregulation, begleitender Entzündungsreaktion und psychischer Verarbeitung bzw. Bedeutungserteilung. Alle diese Faktoren gehen in kaum voneinander abgrenzbarer Weise in die klinische Schweregradbeurteilung ein. Diese richtet sich in der Routine (NYHA-Klassifikation) üblicherweise nach der Patientenangabe, in welchen Situationen das Leitsymptom Dyspnoe auftritt. Der klinische Schweregrad korreliert daher nur mäßig mit morphologischen (z.B. Ejektionsfraktion) oder funktionellen (BNP) Messwerten. So kann ein langsamer Funktionsverlust mit schwer kontraktionsgestörtem Ventrikel lange subjektiv unbemerkt bleiben. Beispielsweise kann ein Patient mit geringem körperlichen Aktivitätsniveau lange Zeit keine oder nur geringe Luftnot verspüren und diese dann auf subjektiv weniger bedrohliche Ursachen attribuieren, etwa auf das langjährige Rauchen, eine „Bronchitis", das Übergewicht, das Klima etc. So gelingt es Patienten oft lange Zeit, das Vorliegen einer durchaus gravierenden Herzschädigung zu ignorieren bzw. zu leugnen. Dies mag zwar überraschen, ist oft aber subjektiv notwendig, um das Bild, das der Patient sich von sich und seinem Leben über Jahre entwickelt hat, aufrechterhalten zu können. Die Vorstellung, an einer schwerwiegenden Herzkrankheit zu leiden, ist für viele Patienten sehr stark ängstigend und stellt die Grundlage des Selbstbildes als eines „unverletzlichen Leistungsträgers" so sehr in Frage, dass sie lange abgewehrt werden muss. Aus medizinischer Sicht ist diese Leugnung äußerst problematisch, da sie eine frühzeitige Diagnosestellung und Behandlung verhindern kann. Auch nach Diagnosestellung stellen Leugnung und Bagatellisierung relevante Hindernisse für eine suffiziente Behandlung dar.

Auf der anderen Seite findet sich deutliche Luftnot schon bei geringer Belastung (NYHA-Klasse III) auch bereits bei Pati-

8. Psychosomatischer Zugang zum herzinsuffizienten Patienten

enten mit nur leicht beeinträchtigter systolischer Pumpfunktion. Diese kann zum einen Ausdruck weiterer kardialer Funktionsstörungen (diastolische Dysfunktion, Klappenfehler, Arrhythmien) oder somatischer Begleiterkrankungen (z. B. Anämie) sein; sie kann aber auch Ausdruck einer psychischen Verarbeitungsstörung mit somatisierter Depressions- oder Angstsymptomatik sein.

Insbesondere depressive Symptome treten bei herzinsuffizienten Patienten deutlich häufiger auf als bei Gesunden, wobei eine klare Beziehung zwischen klinischem Schweregrad der Herzinsuffizienz und Depression besteht [94]. Obwohl die mit der Herzinsuffizienz einhergehenden Symptome und Beeinträchtigungen von Selbstbild und Alltagsaktivitäten häufig Auslöser depressiver Anpassungsstörungen sein können, wäre es zu kurz gegriffen, die depressive Komorbidität lediglich als Epiphenomen der kardialen Krankheitsschwere anzusehen. Somatische Schweregradmarker wie systolische und diastolische Ventrikel-Funktion oder natriuretische Peptidspiegel korrelieren nämlich nur schwach mit der Depressivität der Patienten. Die Assoziation mit dem klinischen Schweregrad ist stattdessen zu erheblichen Teilen dadurch mitbedingt, dass depressive Fehlverarbeitung über eine vermehrte Bedeutungserteilung leichter Körpersymptome und allgemein erhöhte Klagsamkeit zu einem erhöhten subjektiven Leidensdruck führt, der sich dann über verstärkte Symptomdarstellung in der NYHA-Klassifikation niederschlägt.

Somatopsychisch-psychosomatische Interaktionen werden bei der Herzinsuffizienz außer durch rein neural verankerte kognitiv-affektive Verarbeitungsprozesse mit z. B. Auswirkungen auf die autonomnervöse Regulation auch durch immunologische Wechselwirkungen [95] sowie möglicherweise auch durch Effekte der kardialen Peptidsekretion auf das zentrale Nervensystem [96] vermittelt. Seit längerem ist bekannt, dass die neuroendokrine Aktivierung eine wesentliche Rolle für den klinischen Verlauf der Herzinsuffizienz spielt. Hier wird insbesondere ein erhöhter Sympathikotonus sowie eine Aktivierung des Renin-Angiotensin-Aldosteron-Systems als relevant angesehen. Dies führt therapeutisch zur Verordnung von Beta-Rezeptorenblockern sowie ACE-Hemmern, Angiotensin I-Rezeptorantagonisten und Aldosteron-Antagonisten. Lange bekannt ist aber ebenfalls, dass eine sympathische Aktivierung auch durch psychische Prozesse, insbesondere psychosozialen Stress, Angst und Depression möglich ist. Diese Faktoren können somit bei herzinsuffizienten Patienten potenziell zur Verstärkung der neuroendokrinen Aktivierung beitragen.

In den vergangenen Jahren wurde besonders die Bedeutung immunologischer Prozesse bei der Herzinsuffizienz erforscht. Es ist mittlerweile gut gesichert, dass verschiedene proinflammatorische Zytokine wie die Interleukine 1 und 6 sowie der Tumornekrosefaktor α (TNF-α) bei herzinsuffizienten Patienten vermehrt exprimiert werden und ihrerseits in einem Circulus vitiosus die kardiale Funktion weiter verschlechtern können. Dies ist aus psychokardiologischer Sicht deshalb von besonderem Interesse, weil Forschungen der letzten 20 Jahre überzeugend belegen konnten, dass proinflammatorische Zytokine erhebliche Einflüsse auf Befinden und Verhalten haben können. Das durch diese Zytokine ausgelöste „Sickness Behavior" mit u. a. Abgeschlagenheit, Schlafstörung, Antriebs- und Leistungsminderung stellt nicht nur ein wesentliches Symptom vieler Infektionskrankheiten dar, sondern überlappt auch erheblich mit der typischen Allgemeinsymptomatik der Herzinsuffizienz wie der Depression. Tierexperimentell konnte gezeigt werden, dass ein durch experimentell verursachte Herzinsuffizienz hervorgerufener Anstieg der Plasmaspiegel des TNF-α zu Anhedonie, d. h. Freud- und Interesselosigkeit, einem Kernsymptom der Depression, führt und dass dieser Effekt durch den TNF-α-Antagonisten Etanercept antagonisiert werden kann [97]. Es muss daher angenommen werden, dass die Herzinsuffizienz nicht nur in ihrer Eigenschaft als psychischer Stressor sondern auch durch die sie begleitende inflammatorische Aktivierung das Auftreten einer Depression begünstigt. Andersherum konnten zahlreiche psychoneuroimmunologische Studien zeigen, dass Stress und Depression ihrerseits die Entzündungsaktivität erhöhen können, was in einen weiteren Circulus vitiosus münden kann (Abb. 8.1).

Gegen den Stress-Entzündungs-Teufelskreis wirken möglicherweise die kardialen Peptide ANP (atriales natriuretisches Peptid) und BNP („brain natriuretic peptide"). Diese in der Diagnostik der Herzinsuffizienz nützlichen Peptide werden vom Herzen unter hämodynamischer Belastung freigesetzt und können in gewissem Ausmaß die neuroendokrine Aktivierung antagonisieren, indem sie gefäßerweiternd wirken und die Ausscheidung von Kochsalz und Wasser fördern. Experimentelle Studien konnten zudem zeigen, dass sie bei Tieren und herzgesunden Menschen einen anxiolytischen und antisympathikotonen Effekt haben. Erste Hinweise deuten darauf hin, dass durch diesen Mechanismus die Zunahme der Angst bei herzinsuffizienten Patienten begrenzt werden kann [96]. Dies könnte den Circulus vitiosus verlangsamen, wenn auch nicht vollends durchbrechen.

Im Rahmen einer chronischen Herzinsuffizienz kann es immer wieder zu akuten Dekompensationen mit massiver, teils lebensbedrohlicher Zunahme der Symptomatik kommen. Zur Vorbeugung sind neben der Verordnung wirksamer Medikamente deren regelmäßige Einnahme durch den Patienten sowie weitere Verhaltensmaßnahmen notwendig (s. u.). Bei trotz maximaler konservativer Therapie wiederholten Dekompensationen ergeben sich weitere invasive Therapieoptionen bis hin zur Herztransplantation (s. u.).

Einen Sonderfall der Herzinsuffizienz stellt das erst in den letzten Jahren beschriebene Krankheitsbild der **Stress-Kardiomyopathie**. Hier kommt es ausgelöst durch psychosozialen, gelegentlich auch körperlichen Stress zur akuten Herzinsuffizienz. Als Auslöser wurden sowohl Verlusterlebnisse als auch interpersonelle

8. Psychosomatischer Zugang zum herzinsuffizienten Patienten

ABB. 8.1

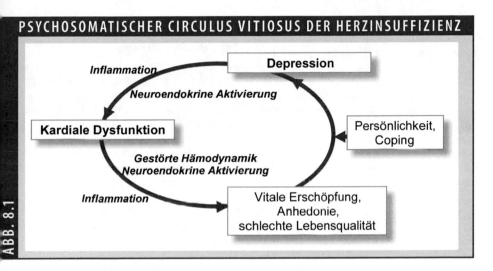

PSYCHOSOMATISCHER CIRCULUS VITIOSUS DER HERZINSUFFIZIENZ

Inflammation
Neuroendokrine Aktivierung

Depression

Kardiale Dysfunktion

Persönlichkeit, Coping

Gestörte Hämodynamik
Neuroendokrine Aktivierung

Inflammation

Vitale Erschöpfung, Anhedonie, schlechte Lebensqualität

Konflikte und berufliche Zurücksetzungen beschrieben. Bemerkenswerterweise finden sich aber unter den Auslösern auch im Allgemeinen als positiv angesehene Situationen, so das Halten einer Ansprache oder die Konfrontation mit einer Überraschungsparty. Unter einem infarktähnlichen Krankheitsbild kommen die betroffenen Patienten, überwiegend Frauen jenseits des 50. Lebensjahres, in ärztliche Behandlung. Im EKG zeigen sich ischämieähnliche Veränderungen, teilweise finden sich auch erhöhte Troponin-Spiegel. Koronarangiographisch lassen sich jedoch keine relevanten Stenosen der epikardialen Koronarien nachweisen. Dagegen weist der linke Ventrikel ein schwer gestörtes Kontraktionsmuster insbesondere in den herzspitzennahen Wandabschnitten („apical ballooning") auf (nach der Form japanischer Tintenfischfallen mit weitem Bauch und engem Hals auch als „Tako-tsubo" bezeichnet). Da dem Krankheitsbild fast immer ein relevanter Stressor vorausgeht und sich bei den betroffenen Patientinnen überproportional erhöhte Katecholaminspiegel im Blut fanden, wird angenommen, dass ursächlich vermutlich eine überschießende physiologische Stressreaktion von Bedeutung ist. Dabei könnte der Katecholamin-Exzess sowohl direkte zelltoxische Effekte auf das Myokard haben als auch zur Vasokonstriktion in der koronaren Endstrombahn mit ischämischer Zellschädigung führen. Bemerkenswerterweise kommt es nach intensivmedizinischer Beherrschung der Akutproblematik (selbstverständlich ohne Einsatz von Katecholaminen zur Kreislaufstabilisierung!) in nahezu allen Fällen zur vollständigen Wiederherstellung der Herzfunktionen. Rezidive scheinen möglich zu sein, aber insgesamt selten aufzutreten.

Psychische Kausal- und Prognosefaktoren bei der Herzinsuffizienz spielen nicht nur bei der Stress-Kardiomyopathie eine Rolle. Da 70–90% aller Fälle von chronischer Herzinsuffizienz auf dem Boden einer KHK und/oder eines arteriellen Hypertonus auftreten, liegt es nahe, dass psychosoziale Risikofaktoren für das Auftreten der Grunderkrankungen bzw. für deren ungünstigen Verlauf sich auch auf Inzidenz und Prognose der Herzinsuffizienz auswirken. Insbesondere für die Depressivität konnte wie bei der KHK auch bei der Herzinsuffizienz eine Risikorolle sowohl für das Auftreten als auch für ungünstige subjektive (anhaltender Distress, reduzierte Lebensqualität) und somatische (gehäufte Hospitalisierungen und Todesfälle) Verläufe belegt werden [98, 99].

8.2 Subjektive Aspekte somatischer Behandlungsoptionen

Die Behandlung der chronischen Herzinsuffizienz verlangt in hohem Maße die Mitwirkung des Patienten und führt teilweise ihrerseits zu psychischen Belastungen.

8.2.1 Konservative Behandlungsoptionen

Bei der medikamentösen Behandlung gilt, dass ein noch so wirksames Medikament erst dann seine Wirkung entfalten kann, wenn es auch verlässlich eingenommen wird. Hier ist die Compliance des Patienten ein oft limitierender Faktor. Statt von Compliance sprechen wir heute allerdings lieber von Adhärenz: Suggeriert der Begriff „Compliance", dass der Patient passiv unter sanftem Druck des Arztes etwas in sich aufnimmt (vgl. die Begriffe Gefäß- oder Lungen-Compliance!), meint Adhärenz das eigenständige, aktive Festhalten an einer gemeinsam als sinnvoll vereinbarten Behandlungsoption. Gute Adhärenz kann jedoch angesichts subjektiv teilweise relevanter Nebenwirkungen der meist lebenslang einzunehmenden Medikation (z. B. Potenzstörung, Reizhusten), der Leugnungsneigung der Patienten sowie – gerade bei den oft älteren und multimorbiden Patienten mit Herzinsuffizienz – kognitiver Beeinträchtigungen nicht einfach vorausgesetzt werden.

Sie muss vielmehr wesentliches Ziel einer guten ärztlichen Führung und gemeinsamer Entscheidungsprozesse zwischen Arzt und Patient sein. Dabei ist es meist sinnvoll, anstelle eines paternalistischen Führungsstils im Dialog mit dem Patienten die Behandlungsplanung gemeinsam zu beschließen. Hierbei soll der Arzt selbstverständlich sein Fachwissen zur Verfügung stellen. Zugleich gilt es aber auch, die subjektive Sicht des Patienten zu berücksichtigen. Hierfür sollte

8. Psychosomatischer Zugang zum herzinsuffizienten Patienten

der Arzt sich ein Bild von den individuellen Möglichkeiten und Einschränkungen des Patienten machen, sein Krankheitskonzept erfragen und eventuelle (offene oder abgewehrte) Ängste bzw. depressiv oder persönlichkeitsstrukturell bedingte Motivationsstörungen zur Kenntnis nehmen.

Ähnliches gilt auch für die **nichtmedikamentösen Behandlungsempfehlungen** wie regelmäßige Gewichtskontrollen, diätetische Einschränkungen und körperliche Aktivität. Die Betreuung chronisch herzinsuffizienter Patienten erfordert somit über die Verordnung indizierter Maßnahmen hinaus eine intensive Psychoedukation und Begleitung durch die behandelnden Fach- und Hausärzte.

Trotz konservativer Therapie kann es bei Patienten mit fortgeschrittener Herzinsuffizienz zur kardialen Dekompensation mit pulmonaler Stauung bis zum Lungenödem, peripheren Ödemen, Arrhythmien und Hypotonie mit Minderperfusion innerer Organe kommen. Die Patienten fühlen sich dann in ihrer Bewegungs- und Leistungsfähigkeit massiv beeinträchtigt und entwickeln Luftnot schon in Ruhe oder bei geringsten Belastungen bis hin zu Erstickungsgefühlen, die von heftigsten Todesängsten begleitet sein können.

Tatsächlich ist ja die fortgeschrittene Herzinsuffizienz eine maligne Erkrankung, deren Mortalität nicht hinter derjenigen vieler Krebsarten zurücksteht. Die Todesangst der Patienten kann somit einen durchaus sehr realen Hintergrund haben. Bei wiederholten, oft nur mit stationären Mitteln inkl. intensivmedizinischer Maß-nahmen beherrschbaren Dekompensationen kommt es neben der vitalen Bedrohung zu schweren Beeinträchtigungen der Lebensqualität. Bei trotz optimierter konservativer Therapie rezidivierenden Dekompensationen können invasive Therapiemaßnahmen (kardiale Resynchronisationsbehandlung mittels biventrikulärer Herzschrittmacher, mechanische Kreislaufunterstützung mittels künstlicher Pumpen/Kunstherzversorgung) und schließlich eine Herztransplantation erwogen werden. Alle diese Behandlungen verlangen mehr oder weniger große Anpassungsleistungen von den Patienten. Dies gilt besonders für die Behandlung mit kardialen Assist-Systemen bzw. Kunstherzen sowie für die Herztransplantation (s. auch Kapitel 6).

8.2.2 Kunstherzbehandlung und Herztransplantation

Mit der **Kunstherzbehandlung** wird dem Patienten unübersehbar vor Augen geführt, dass er aus eigener Kraft nicht mehr lebensfähig ist. Der Patient wird mit durch die Haut verlaufenden daumendicken Blutschläuchen bzw. mit Kabeln an eine externe oder ggfs. implantierte Pumpe angeschlossen, für deren Energieversorgung er ununterbrochen mit einem externen Aggregat verbunden bleiben muss. Die Einstellung der Patienten zu diesem Gerät ist oft hoch ambivalent: Auf der einen Seite stellt es eine erkennbar lebensrettende Maßnahme, eine technische Lösung des existenziellen Problems des versagenden Herzens dar, einen „Herzenspartner" („Heart Mate" – so der Handelsname eines Kunstherzsystems).

Andererseits ist der Patient in dieser „Herzensbeziehung" dem „Partner" in extremer Weise ausgeliefert, muss doch in Form technischen Versagens des Gerätes oder der ständig drohenden Gerinnungs-, Blutungs- oder Infektionskomplikationen jederzeit ein akut lebensbedrohlicher Zwischenfall befürchtet werden.

Allerdings sind Kunstherz-Patienten oft „Vorzeige-Patienten", die zum einen sehr intensive Zuwendung der Kardiologen/Kardiochirurgen, teilweise auch der Medien erfahren und sich hier durchaus wichtig genommen fühlen dürfen. Dies hat u. a. mit der unübersehbaren Faszination zu tun, die der künstliche Ersatz des zentralen menschlichen Organs durch ein kleines „Wunderwerk der Technik" auf viele Menschen ausübt und ihnen – zumindest grundsätzlich – die Überwindung der Sterblichkeit zu suggerieren scheint. Insofern gelingt es vielen Patienten auch, sich erstaunlich gut an die bis zu einigen Jahren dauernde Kunstherzbehandlung zu adaptieren, die ihnen immerhin im Alltag auch eine gewisse Mobilität erlaubt. Hierfür ist aber zweifellos die intensive ärztliche Begleitung einschließlich psychosomatischer Grundversorgung und ein guter sozialer Rückhalt unverzichtbar. Bei Bewältigungsproblemen sollte ggfs. eine psychosomatische Mitbehandlung erfolgen.

Sofern die Kunstherzbehandlung hinreichend lange toleriert wird, kann damit in einigen Fällen dem Herzen die Gelegenheit zur wenigstens partiellen Genesung gegeben werden. In vielen Fällen stellt sie dagegen eine Überbrückung („bridging") zur Herztransplantation dar.

Die **Herztransplantation** stellte bei ihrer ersten Durchführung durch Christian Barnard im Jahr 1967 eine medizinische Sensation dar. Mittlerweile hat sie sich als Verfahren zur Behandlung der schwersten Herzinsuffizienz etabliert. Während der operative Eingriff selbst beim Vorhandensein eines geeigneten Spenderorgans dem erfahrenen Herzchirurgen relativ wenige Probleme bereitet, stellen die Vorbereitung auf die Transplantation, das Warten auf ein geeignetes Spenderorgan sowie die somatische und psychische Integration des Spenderherzens hohe Anforderungen an Patienten und behandelnde Ärzte. In Deutschland verlangt das Transplantationsgesetz daher auch eine Einbeziehung psychosozialer Experten in die Evaluation und Begleitung der Patienten. Diese Vorschrift trägt der Beobachtung Rechnung, dass Patienten vor und nach Herztransplantation massiven psychischen Belastungen ausgesetzt sind.

Die oft zermürbende **Diagnostik- und Wartezeit** mit ihrer ständigen Todesdrohung führt mit zunehmender Dauer zu mehr und mehr Bewältigungsproblemen mit Angst und depressiven Symptomen. Quälende Körpersymptome wie schwere Dyspnoe und massive Abgeschlagenheit, die Sorge, ob das geschwächte Herz bis zur Transplantation durchhält sowie die ständige Bereitschaft, jederzeit auf Abruf zur Transplantation einbestellt werden zu können, stellen eine Extrembelastung dar und erfordern intensive Anpassungsleistungen des Patienten und seiner Familie.

Diese fühlt sich oft verpflichtet, den Patienten „wie ein rohes Ei" zu behandeln,

8. Psychosomatischer Zugang zum herzinsuffizienten Patienten

um nicht durch vermeintlich vermeidbare Aufregung seinen vorzeitigen Tod zu verschulden. Oft müssen die Angehörigen für längere Zeit eigene Bedürfnisse zurückstellen. Hierdurch aufkommende oder vorbestehende Konflikte können oftmals nicht ausgetragen werden.

Auch beim Patienten können Schuldgefühle entstehen, erlebt er sich doch einerseits als Belastung für seine Familie und hofft andererseits auf die Zuteilung eines Spenderorgans. Er muss damit faktisch auf den Tod eines anderen Menschen setzen, was bei manchen Patienten zu Gewissenskonflikten führen kann.

Schließlich beschäftigt viele Patienten und Angehörige die Frage, ob das fremde Herz zu einer Wesensveränderung führen wird, der Patient etwa Persönlichkeitszüge des Spenders annehmen wird. Solche Befürchtungen werden auch durch Medienberichte unterhalten, die immer wieder seltsame Persönlichkeitsveränderungen bei Herztransplantierten beschreiben, bei denen der Empfänger bestimmte Vorlieben oder Eigenschaften des verstorbenen Spenders übernimmt.

Besonders demoralisierend sind „Fehlalarme", bei denen der Patient zur lange erwarteten Transplantation einbestellt wird, die dann aber wegen schlechten Allgemeinzustands des Empfängers oder letztlich festgestellter mangelnder Eignung des Spenderorgans nicht zustande kommt. Auch zunächst gut adaptierte Patienten können unter dem Eindruck dieser Enttäuschung demoralisiert werden und resignieren.

In der **perioperativen Phase** können wie bei anderen Herzoperationen Durchgangssyndrome auftreten. Nach dem Erwachen spürt der Patient dann allerdings oft schon sehr schnell die bessere Leistungsfähigkeit des transplantierten Herzens. Auch wenn dieses nicht unmittelbar die volle Leistungsfähigkeit erlangt (so ist ja z.B. die vegetative Innervation des Herzens nach der Transplantation unterbrochen), erleben manche Patienten schon auf der Intensivstation erstmals seit langem wieder das Gefühl, ausreichend Luft zu bekommen. Hierdurch und durch die hohen Corticoidgaben kann eine regelrechte Euphorisierung erfolgen, die den Patienten hilft, rasch nach der Operation ein körperliches Aufbautraining zu beginnen. Oft sind die Patienten zudem erleichtert, noch „sie selbst" zu sein.

Das positive Erleben der **postoperativen Situation** hilft dann auch dabei, die anstehenden Lebens- und Verhaltensänderungen in Angriff zu nehmen. Die dauerhafte Immunsuppression erfordert neben regelmäßigen Medikamenteneinnahmen mit hohen Anforderungen an die Adhärenz und Selbstdisziplin auch die Vermeidung erhöhter Infektionsrisiken.

Tatsächlich stellen Infektionen eine wesentliche Todesursache Herztransplantierter dar. Insbesondere in den ersten Monaten nach Transplantation müssen die Patienten daher beispielsweise in Risikosituationen (z.B. beim Arztbesuch) einen Mundschutz tragen, engen Kontakt mit Haustieren meiden, Topfpflanzen aus dem engeren Wohnbereich entfernen und besondere Vorsicht beim Genuss ungekochter Lebensmittel walten lassen.

Häufige Befundkontrollen (tägliche Temperaturkontrollen, Laborkontrollen,

Abstoßungsdiagnostik, z.T. mit Myokardbiopsie) sind nicht nur lästig, sondern auch mit der Drohung eines pathologischen Befundes verbunden. Auch Nebenwirkungen der Immunsuppression (Osteoporose durch Corticoideinnahme, Wesensveränderungen unter Mycophenolatmofetil) können den Patienten belasten.

Obgleich insgesamt die erlebte symptomatische Besserung zu einer deutlichen Entlastung der Patienten und im Durchschnitt hoher gesundheitsbezogener Lebensqualität führen [100], finden sich doch auch nach der Herztransplantation bei manchen Patienten Anpassungsstörungen und psychosoziale Probleme. Gelegentlich treten phobische Entwicklungen mit z.B. weitgehender Vermeidung sozialer Kontakte aus übertriebener Furcht vor einer Infektion auf.

8.3 Besonderheiten der Arzt-Patient-Beziehung

Im Kontakt mit herzinsuffizienten Patienten kann sich je nach Situation eine Reihe von Besonderheiten ergeben.

Bei der akuten Herzinsuffizienz oder Dekompensation einer chronischen Herzinsuffizienz stehen oft intensivmedizinische Maßnahmen im Vordergrund. Unter Umständen ist es erforderlich, die Patienten zu sedieren, zu beatmen und medikamentöse und/oder mechanische Kreislaufunterstützung anzubieten. Hier bleibt für das ärztliche Gespräch oft kaum oder gar keine Zeit.

Umso wichtiger ist es, bei Patienten mit bekannter Herzinsuffizienz auch die Möglichkeit der Dekompensation und intensivmedizinischer Maßnahmen rechtzeitig im Voraus zu besprechen. In diese Gespräche sollten möglichst auch die nächsten Angehörigen einbezogen werden. Patient und Angehörige sollten frühzeitig über die medizinischen Behandlungsoptionen, ihre Chancen und Risiken aufgeklärt werden und ggfs. ermutigt werden, ihren Willen für die Akutsituation in einer Patientenverfügung niederzulegen.

Gerade bei der chronischen Herzinsuffizienz ist der langfristige Prozesscharakter der Arzt-Patient-Beziehung besonders augenfällig. Das Gefühl, in der langfristigen Beziehung zum Hausarzt, Internisten oder Kardiologen kompetent behandelt, angemessen informiert und emotional gehalten zu werden erleichtert es dem Patienten, für absehbare Komplikationen vorzusorgen. Dies betrifft nicht nur Erklärungen über eigene Behandlungswünsche sondern auch die Regelung persönlicher Angelegenheiten wie z.B. Klärung offener Konfliktthemen in der Familie, materielle Vorsorge und die Verfassung eines Testaments.

In manchen Fällen tritt die akute Herzinsuffizienz allerdings plötzlich aus weitgehender Gesundheit heraus auf, teilweise auch bei noch jungen Patienten, die sich über den eigenen Tod erst wenige Gedanken gemacht hatten. Hier kann, wenn das Gespräch mit dem Patienten selbst in der Akutsituation nicht oder nur sehr eingeschränkt möglich ist, ihr mutmaßlicher Wille am ehesten aus Gesprächen mit den Angehörigen ermittelt werden. Gerade bei

8. Psychosomatischer Zugang zum herzinsuffizienten Patienten

jungen und zuvor gesunden Patienten ist zudem mit einer massiven Verunsicherung der Angehörigen zu rechnen, sodass allein deshalb ausführliche Gespräche mit den Angehörigen notwendig sind. In diesen Gesprächen sollte auch das Leiden der Angehörigen angesprochen und ihnen bei Bedarf psychotherapeutische oder seelsorgerliche Hilfe vermittelt werden.

Auch der sedierte und beatmete Patient braucht neben dem „Gerätetechniker" den Arzt, der mit ihm den verbalen und körperlichen Kontakt hält, ihn respektvoll behandelt, notwendige Maßnahmen erläutert und sich von Zeit zu Zeit vergewissert, ob der Patient – z. B. mimisch – Zeichen des Unwohlseins äußert oder Versuche unternimmt, sich bewusst mitzuteilen. Selbstverständlich sollte auf solche Zeichen eingegangen und mit nicht vollständig bewusstlosen Patienten über geeignete Hilfsmittel (z. B. geschlossene Fragen, auf die Patienten mit Gesten wie Kopfnicken oder Kopfschütteln antworten können, Symboltafeln oder schriftliche Mitteilungsmöglichkeiten) die Kommunikation gesucht werden.

In der chronischen Behandlungsphase beim weniger stark beeinträchtigten Patienten steht die Sicherung der Adhärenz mit nichtmedikamentösen und medikamentösen Behandlungsempfehlungen im Mittelpunkt. Neben der ärztlichen Führung haben sich hier auch Krankheitsmanagement-Programme bewährt, in denen z. B. geschulte Krankenschwestern den Patienten regelmäßig kontaktieren, mit ihm die aktuelle Symptomatik und Medikation (einschließlich möglicher Me-

dikamenten-Nebenwirkungen) besprechen und ggfs. Anpassungen der Medikation oder rechtzeitige Wiedervorstellungen beim Arzt vereinbaren, ehe es zur vermeidbaren Dekompensation kommt. Allerdings stellen Multimorbidität, kognitive Defizite und Suchtkrankheiten (z. B. Alkoholabhängigkeit als Ursache einer Herzinsuffizienz bei alkoholischer Kardiomyopathie) wesentliche Kommunikations- und Adhärenz-Hindernisse dar.

Kognitive Defizite treten in leichter Form bei der Mehrheit der Herzinsuffizienzpatienten auf. Ausgeprägtere Defizite lassen sich in Studien bei jedem dritten herzinsuffizienten Patienten nachweisen. Diese Defizite werden aber oft in der Praxis nicht wahrgenommen. Ihre Beachtung und Berücksichtigung bei der Behandlungsplanung sollte mehr als bislang zur Selbstverständlichkeit in der Versorgung werden.

Selbstverständlich sollte eine bestehende **Suchterkrankung** wenn irgend möglich behandelt werden, schon weil die Alkoholabstinenz von entscheidender prognostischer Bedeutung für den Verlauf einer alkoholischen Kardiomyopathie ist, darüber hinaus aber auch bei anderer Ätiologie der Herzinsuffizienz für die gesamte Behandlung eine wichtige Voraussetzung darstellt. Bei Bereitschaft des Patienten ist hierzu professionelle psychiatrische Hilfe, die Teilnahme an einer Selbsthilfegruppe und ggfs. auch eine stationäre Entgiftungs- bzw. Entwöhnungsbehandlung anzuregen.

Aufgrund der hohen **psychischen Komorbidität**, insbesondere mit depressiven Störungen, ist es notwendig, in regelmäßigen Abständen auch nach der psychischen Befindlichkeit zu fragen bzw. bei Zunahme körperlicher Allgemeinsymptome wie Abgeschlagenheit, Schlaf-, Antriebs- oder Konzentrationsstörung oder neu auftretendem Appetit- oder Libidoverlust das Vorliegen einer möglichen Depression gezielt abzuklären und die Symptome nicht voreilig auf die Herzinsuffizienz selbst zurückzuführen.

Der Verdacht auf eine komorbide Depression oder Angsterkrankung verlangt immer eine verbindliche diagnostische Abklärung, aus der dann die entsprechenden therapeutischen Konsequenzen zu ziehen sind. Der probatorische Einsatz von Antidepressiva ohne definierte Indikation ist wegen häufiger Nebenwirkungen und möglicherweise auch nachteiligen Effekten auf den Krankheitsverlauf abzulehnen. Demgegenüber kann und sollte eine diagnostizierte Depression auch angemessen therapiert werden. Angesichts fehlender spezifischer Studienergebnisse zur Depressionsbehandlung muss die Wahl des Behandlungsverfahrens hier auf der Basis der Einzelfall-Würdigung erfolgen.

Neben der psychosomatischen Grundversorgung durch den Hausarzt oder Internisten kommt sowohl eine reguläre Psychotherapie in einem anerkannten Verfahren (notfalls auch im stationären Setting) als auch eine Medikation mit einem modernen nebenwirkungsarmen Antidepressivum (vorzugsweise selektive Serotonin-Wiederaufnahmehemmer, evtl. auch Mirtazapin oder Venlafaxin) in Betracht. Diese sollten aber wegen möglicher Interaktionen mit der Herzinsuffizienz-

Medikation in enger Abstimmung zwischen Kardiologen und Psychosomatiker bzw. Psychiater ausgewählt werden.

Im **terminalen Krankheitsstadium** kann es schließlich notwendig werden, gemeinsam mit dem Patient und seinen Angehörigen die Grenzen des medizinisch Machbaren anzuerkennen und eine ärztliche Sterbebegleitung anzubieten. Diese unterscheidet sich nicht wesentlich von der Palliativbehandlung und Sterbebegleitung von Krebspatienten.

Im Mittelpunkt stehen letzte Klärungswünsche des Patienten, Vereinbarungen über die terminale Pflege- und Versorgungssituation (zu Hause im Familienkreis, im Pflegeheim, im Krankenhaus, im Hospiz?), sowie die symptomatische Behandlung. Sterbebegleitung ist in vielen Fällen eine familienmedizinische Aufgabe, da sie sowohl dem Patienten als auch den Angehörigen die letzte Zeit des Zusammenlebens und das Abschiednehmen erleichtern soll. Hier ist ganz besonders der Arzt gefragt, der einerseits die Bedürfnisse des Sterbenden und seiner Angehörigen aufnimmt, andererseits aber in seiner Person Halt und Orientierung gibt.

Innere Stabilität ist besonders dann notwendig, wenn von einem sichtlich leidenden Patienten Wünsche nach aktiver Sterbehilfe an den Arzt herangetragen werden. Hier ist es wichtig, dass der Arzt tatsächlich seine aktive Hilfe im Sterbeprozess anbietet. Die immer wieder gehörte Aussage „da kann man/ich nichts mehr tun" ist insofern irreführend und kontraproduktiv. Es geht aber nicht um *aktive Sterbehilfe* im üblichen Sinne, son-

8. Psychosomatischer Zugang zum herzinsuffizienten Patienten

dern um *aktive* ärztliche *Hilfe in Form einer Sterbebegleitung*, die ein wesentlicher Anteil der ärztlichen Beziehungs- und Behandlungsarbeit ist. Damit gelingt es fast immer, den Patienten so weit zu halten, seine Angst und Verzweiflung so weit auszuhalten, dass sich die Frage nach der rechtlich zumindest in Deutschland und Österreich verbotenen aktiven Verabreichung oder Bereitstellung lebensbeendender Maßnahmen nicht mehr stellen sollte.

Anders sieht es dagegen mit der Beendigung lebensverlängernder Maßnahmen aus, etwa der Einstellung einer künstlichen Beatmung, Ernährung oder Schrittmacherbehandlung beim terminal herzinsuffizienten Patienten. Hier gilt, in Übereinstimmung mit dem (mutmaßlichen) Willen des Patienten und seiner Angehörigen gemeinsam den richtigen Zeitpunkt zu finden und nicht in jedem Fall mit allen technisch möglichen Mitteln die Vitalfunktionen bis zum Letzten aufrecht zu erhalten.

8.4 Psychosomatische Evaluation und Begleitung von Herztransplantations-Patienten

Die psychosomatische oder psychiatrische Evaluation von Herztransplantations-Kandidaten ist eine Voraussetzung für die Aufnahme auf die Transplantations-Warteliste. Das Evaluationsgespräch sollte dabei nicht als lästige Pflichtübung lediglich zum Ausschluss einer schweren psy-

chischen Störung missverstanden werden. Vielmehr bietet es eine Gelegenheit zur umfassenden Beurteilung des psychosozialen Risikos, zum Aufbau einer vertrauensvollen Arzt-Patient-Beziehung und zur Planung bzw. Bahnung einer eventuellen Mitbehandlung in der prä-, peri- und ggfs. auch postoperativen Phase.

Da psychosoziale Risikofaktoren die Aussichten eines langfristigen Überlebens des Transplantationspatienten mitbestimmen, sollten diese bereits frühzeitig im Prozess der Transplantationsvorbereitung identifiziert und ggfs. behandelt werden. Zunächst ist das Vorliegen einer aktuellen psychischen Störung (Depression incl. suizidaler Tendenzen, Persönlichkeitsstörung, Psychose, organische psychische Störung, Suchterkrankung, Essstörung) auszuschließen bzw. zu dokumentieren. Zu fragen ist auch nach früheren psychischen Erkrankungen. Daneben sollten die psychosozialen Ressourcen ermittelt werden, etwa der praktische und emotionale soziale Rückhalt im privaten und medizinischen Umfeld sowie positive Bewältigungserfahrungen früherer Erkrankungen. Schließlich muss sorgfältig die aktuelle und frühere Behandlungsadhärenz eruiert werden.

Im Rahmen einer biopsychosozialen Anamneseerhebung sollte verständlich werden, welche Bedeutung der Herzerkrankung und Transplantation im Leben des Patienten zukommt, welche Konflikte oder sonstigen (z.B. finanziellen) Probleme sich hierdurch ergeben und wie der Patient und sein soziales Umfeld mit diesen umgehen. Wichtig ist es, explizit die

Vorstellungen des Patienten von der Wartezeit, der Transplantation und der Zeit nach der Transplantation zu erfragen. Eventuelle Informationsdefizite sollten benannt und entweder im Gespräch geklärt oder der Patient zur Klärung auf das Gespräch mit dem Kardiologen bzw. Kardiochirurgen verwiesen werden. Hilfreich ist es, bestimmte häufige Vorstellungen oder Befürchtungen von Patienten direkt anzusprechen.

Ansonsten unausgesprochenen Befürchtungen, etwa einer Wesensveränderung durch das fremde Herz, oder überzogenen Hoffnungen, etwa mit dem neuen Herzen wieder völlig gesund und unabhängig von ärztlicher Versorgung zu sein, kann so begegnet und ein realistisches Verständnis der Situation erreicht werden.

Auch der Gewissenskonflikt, vom Tod eines anderen Menschen zu profitieren, sollte als häufiges Thema von Transplantatempfängern angesprochen werden. Patienten sind oft erleichtert, wenn sie sich noch einmal verdeutlichen, dass einerseits der Organspender ja ganz unabhängig von ihrer Krankheit verstirbt, ja dass sie diesem mit der Annahme des Organs sogar die Chance geben, auch im Tode noch mit einem Teil im Empfänger weiter zu leben.

Nach der Diagnostik und Klärung von Fragen sollte gemeinsam das weitere Vorgehen bis nach der Transplantation vereinbart werden. Auch gut adaptierten Patienten sollte für den Fall zunehmender Beeinträchtigung eine Kontaktadresse für niederschwellige Kontaktaufnahme angeboten werden. Viele Patienten schätzen

auch die Vermittlung eines Kontakts zu einer Selbsthilfegruppe Herztransplantierter. Im Gespräch mit bereits transplantierten Patienten gewinnt die Transplantation etwas Greifbareres. Dies kann zur deutlichen Angstreduktion beitragen und ein neues Zugehörigkeitsgefühl begründen, das auch in der Zeit nach der Transplantation Halt geben kann.

Einmal identifizierte psychosoziale Probleme ohne Krankheitswert, ungünstige Coping-Stile oder leichte Anpassungsstörungen sollten lösungsorientiert besprochen werden. Hierfür kann auch die Vereinbarung einiger Folgetermine, ggfs. unter Einbeziehung von Angehörigen, sinnvoll sein.

Die Behandlung schwerer psychischer Störungen wird in der Regel durch die Herzerkrankung limitiert. Dennoch sollte sie auf keinen Fall unterbleiben. So stellt sich immer wieder die Frage, inwieweit eine psychische Komorbidität ggfs. auch ein Ausschlusskriterium gegen die Transplantation darstellen kann. Angesichts knapper Spenderorgane ist es ein berechtigtes Anliegen, diese bevorzugt solchen Patienten anzubieten, die von der Transplantation möglichst nachhaltig profitieren können. Limitationen der erreichbaren Lebensqualität oder der Adhärenz (und damit der mutmaßlichen Transplantat-Überlebenszeit) durch komorbide psychische Störungen werden daher als relative Kontraindikation angesehen.

Der Psychosomatiker sollte allerdings in aller Regel nicht einfach die Zustimmung zur Transplantation verweigern sondern bestehende Problemfelder benen-

8. Psychosomatischer Zugang zum herzinsuffizienten Patienten

nen und gemeinsam mit dem Patienten und den Kardiologen/Kardiochirurgen Möglichkeiten prüfen, unter denen eine Transplantation dennoch aussichtsreich erscheinen kann. Bei floriden Suchterkrankungen kann so etwa zunächst die notwendige Motivation des Patienten zur Mitarbeit getestet werden, indem mit ihm definierte Abstinenzziele vereinbart und im Verlauf überprüft werden. Bei Patienten mit Persönlichkeitsstörungen und Adhärenz-Problematik ist – ggfs. neben einer fachpsychiatrischen oder psychotherapeutischen Behandlung – die Etablierung einer stabilen Arzt-Patient-Beziehung zu einem Allgemeinarzt, Internisten oder ambulant tätigen Kardiologen entscheidend, in der sowohl die regelmäßige somatische Basisversorgung als auch eine begleitende psychosomatische Grundversorgung mit z.B. Bearbeitung der Adhärenz-Hindernisse erfolgen kann.

Auch hier sollte der Patient zeigen, dass er regelmäßige Termine wahrnehmen und die verordnete Herzinsuffizienz-Medikation mit Unterstützung verlässlich einnehmen kann. Ein guter Indikator ist hier beispielsweise die Güte der Quick- oder INR-Einstellung bei indizierter Antikoagulation oder die Blutzuckereinstellung bei Diabetikern. In anderen Fällen kann eine Behandlung einer psychischen Störung, etwa einer depressiven Episode, noch vor der Transplantation – ggfs. in einer geeigneten internistisch-psychosomatischen Fachklinik – und anschließende Re-Evaluation vorgeschlagen werden.

Im Verlauf sollte dann das betreuende Transplantationszentrum sorgfältig auf neu auftretende psychische Störungen oder Bewältigungsprobleme achten und den Patienten bei Bedarf dem ihm bereits bekannten psychosomatischen Konsiliarius erneut vorstellen. Dies gilt nicht nur in der Wartezeit sondern auch in der peri- und postoperativen Phase, besonders beim Auftreten somatischer Komplikationen bzw. möglicher Anhaltspunkte für mangelnde Adhärenz.

8.5 Ergänzende Anmerkungen zur Behandlung herzinsuffizienter Patienten aus psychosomatischer Sicht

Die Betreuung chronisch herzinsuffizienter Patienten ist ein klassisches Beispiel für eine allgemeine ärztliche Versorgungsaufgabe mit Berücksichtigung körperlicher, psychischer und sozialer Faktoren. Dies schließt Maßnahmen der psychosomatischen Grundversorgung ebenso ein wie eine leitliniengerechte somatische Versorgung. Hilfreich ist eine interdisziplinäre Zusammenarbeit von Hausarzt, Kardiologen und ggfs. Psychosomatikern bzw. Psychiatern sowie von ambulantem und stationärem Versorgungssektor.

Bei der somatischen Behandlung ist neben Maßnahmen mit erwiesenem prognostischem Benefit auch die Symptomlinderung ein relevantes Ziel. Die Lebensqualitätseffekte mancher kardiologischer Behandlungen sind aber vergleichsweise gering und werden – etwa bei positiv inotropen Substanzen – teilweise mit erhöhten Sterblichkeitsraten erkauft. Da die Lebensqualität ganz wesentlich durch die psychische Befindlichkeit mitbestimmt wird, sollten Behandlungen zur Verbesserung der Lebensqualität zuvorderst auch auf eine eventuelle psychische Symptomatik zielen, anstatt eine moderate kardiale Symptomreduktion mit erhöhtem Mortalitätsrisiko zu erkaufen.

9. Der mündige herzinsuffiziente Patient – Zusammenfassung und Ausblick

Ein Mensch konsultiert üblicherweise seinen Arzt bei Beschwerden. Die „schöne", für ihn oft unverständliche Diagnose, oder die Nicht-Diagnosen, also jene Erkrankungen, die der konsultierte Arzt stolz ausgeschlossen hat, nützen ihm nichts. Er möchte seine Beschwerden los werden, wieder an Lebensqualität gewinnen, erst in zweiter Linie, wenn er von der lebensreduzierenden Eigenschaft der Diagnose erfährt, länger leben. Somit sollte der Schwerpunkt der Schulmedizin heute eigentlich auf der Therapie liegen.

Diagnostische und therapeutische Maßnahmen hängen jedoch sehr von den Interessen der Industrie ab, von den Chancen auf Absatz eines bestimmten Diagnostikums, von den Möglichkeiten des Verkaufs eines bestimmten Medikamentes oder Gerätes. Dies sollten wir uns immer wieder ins Gedächtnis rufen, wenn wir von „Evidenz-basierter Medizin" und weiter von den sich davon ableitenden „Richtlinien" sprechen: Evidenz basiert auf wissenschaftlichen Studien. Gibt es diese nicht, dann basieren die Entscheidungen auf (persönlichen) Erfahrungen, sie sind „eminenz-basiert". Studien kosten Geld. Wer kann diese finanzieren? Der ein finanzielles Interesse daran hat, weil diese oder jene diagnostische bzw. therapeutische Maßnahme Gewinn verspricht.

Dies sollten wir uns immer kritisch vor Augen halten, wenn wir uns an Richtlinien und an evidenz-basierte Maßnahmen halten.

Eingangs wurde festgestellt, dass die HI mit dem Alter häufiger auftritt, dass sie insgesamt zunimmt und dass sie eine ma-

ligne Erkrankung ist. Also alles Zutaten, die den Nachweis einer Besserung des Ist-Zustandes, nämlich Reduktion einer hohen Mortalität und Besserung einer eingeschränkten Lebensqualität, durch therapeutische Maßnahmen, nachweisbar machen lassen.

Bevor wir uns aber therapeutischen Maßnahmen widmen, ist die exakte Diagnose der HI, nämlich dass überhaupt eine vorliegt und wenn ja, welche Form, Voraussetzung für alle weiteren Maßnahmen: Erfassung der Symptome, der objektiven klinischen Untersuchung und diagnostischer Maßnahmen, wobei wenigsten einmal bei einer HI eine invasive Abklärung der Koronar-Morphologie erfolgen sollte, ferner der LV-Funktion, des rhythmischen Status usw. müssen therapeutischen Maßnahmen vorausgehen.

Nur so sind die Diagnose einer HI bei ischämischer CMP, einer dilatativen CMP, einer symptomatischen diastolischen Dysfunktion, einer asymptomatischen CMP bei bereits eingeschränkter LV-Funktion oder auch einer symptomatischen HI bei (noch) normaler (preserved) LV-Funktion möglich.

Berücksichtigt man bei therapeutischen Maßnahmen unsere Graduierung nach Indikation und Evidenzgrad (Abb. 9.1), dann ist erfreulich, dass 34/94 hier beschriebener Maßnahmen auf dem höchsten Evidenzgrad von A durchgeführt werden, das heißt, dass für diese ausreichend qualifizierte Ergebnisse deren Effizienz beweisen (Abb. 9.1). Überraschend hingegen ist, dass 44/94 Maßnahmen ohne jegliche wissenschaftliche Basis mit einem Evidenzgrad von C empfohlen werden. Sie basieren rein auf der Erfahrung oder auf der Überzeugungskraft und Reputation wissenschaftlich potenter KollegInnen, und dem klassischen Bild der früheren „Eminenzbasierten" Medizin (Abb. 9.1). Kann sich dies ändern? Ja, selbstverständlich, dann, wenn entsprechende Studien durchgeführt werden, die finanziert werden müssen. Somit muss ein Interesse zur Bezahlung solcher Studien vorhanden sein ...

Trotzdem, bei aller Kritik und auch wenn z. B. der Frauenanteil der Studien bei 20–30% und das Durchschnittsalter bei rund 64 Jahren liegt, und somit beides von der Realität beträchtlich abweicht, hat dieses Denkmodell der Indikation nach dem Evidenzgrad und die Einführung der internationalen Richtlinien zu einem wesentlich systematischeren, medizinischen Denken und Handeln zum Wohle der Patienten geführt.

Eine effiziente Therapie bei einem Patienten mit einer HI durchzuführen, bedarf eines Netzwerkes an Personen und Strukturen (Abb. 9.2):

■ Der Patient
Steht selbstverständlich im Mittelpunkt. Er soll „mündig" sein, d. h. er muss von seinen behandelnden Ärzten über die Natur seiner Krankheit und über die Therapiemaßnahmen aufgeklärt sein, diese akzeptieren wollen und schließlich durch seine persönliche Adhärenz zur Führung der Therapie entsprechend beitragen. Er muss Verantwortung selbst übernehmen (können), z. B. sein Gewicht tgl. kontrollieren und bei einem unverhältnismäßigen Anstieg vielleicht auch selbst therapeutische Maßnahmen, wie mehr Diuretika, ergreifen. Gewicht, Blutdruck, Herzfrequenz, Symptome und Medikamenteneinnahem sind in einem Log-Buch tgl. zu verzeichnen. Es hilft so dem behandelnden Arzt, aber auch der Herzinsuffizienz-Schwester/dem -Pfleger (HI-DGKP), komplexere Zusammenhänge

Evidenz	A	B	C	Gesamt
Indik. I	23	13	14	40
Ind. IIa	5	11	17	33
Ind. IIb	1	1	9	11
Ind. III	5	1	4	10
Gesamt	34	26	44	94

ABB. 9.1 Richtlinien-basierte therapeutische Maßnahmen bei Patienten mit HI unter Berücksichtigung des Evidenzgrades (A, B, C) [1, 2, 5, 11, 63]

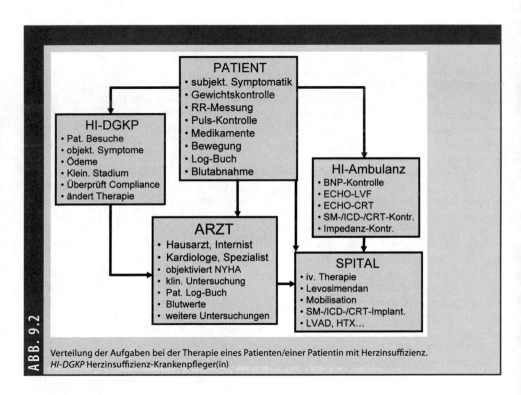

PATIENT
- subjekt. Symptomatik
- Gewichtskontrolle
- RR-Messung
- Puls-Kontrolle
- Medikamente
- Bewegung
- Log-Buch
- Blutabnahme

HI-DGKP
- Pat. Besuche
- objekt. Symptome
- Ödeme
- Klein. Stadium
- Überprüft Compliance
- ändert Therapie

HI-Ambulanz
- BNP-Kontrolle
- ECHO-LVF
- ECHO-CRT
- SM-/ICD-/CRT-Kontr.
- Impedanz-Kontr.

ARZT
- Hausarzt, Internist
- Kardiologe, Spezialist
- objektiviert NYHA
- klin. Untersuchung
- Pat. Log-Buch
- Blutwerte
- weitere Untersuchungen

SPITAL
- iv. Therapie
- Levosimendan
- Mobilisation
- SM-/ICD-/CRT-Implant.
- LVAD, HTX...

Verteilung der Aufgaben bei der Therapie eines Patienten/einer Patientin mit Herzinsuffizienz.
HI-DGKP Herzinsuffizienz-Krankenpfleger(in)

in der HI Therapie eines individuellen Patienten erkennen.

■ Speziell zur Betreuung von HI-Patienten ausgebildete Schwestern und Pfleger
– ein europäisches Ausbildungs-Curriculum ist in Vorbreitung – besuchen in regelmäßigen Zeitabständen ihre HI-Patienten, besprechen deren Situation und Adaptieren die Therapie (Abb. 9.2). Dies hat in verschiedenen kleineren Studien zu einem dramatischen Rückgang der mit durchschnittlich 24% innerhalb von 3 Monaten überaus hohen Rehospitalisierungsrate [69] und auch zur Reduktion der Mortalität gebracht [101].

■ Der Arzt, vom Hausarzt über den Internisten und Kardiologen bis hin zum Echo-, Schrittmacher-, CRT-, etc. Spezialisten und Herzchirurgen
sind die primären Ansprechpartner für den Patienten, sofern noch kein speziell

9. Der mündige herzinsuffiziente Patient

geschultes Pflegepersonal dazwischengeschaltet ist, was derzeit in den meisten Fällen Realität ist. Geduld und Verständnis sind gefragte Eigenschaften neben der Patientenkommunikation. Nur so gelingt es, das entsprechende Vertrauen und Verständnis für Therapie und deren Änderungen beim Patienten zu erwerben (Abb. 9.2).

■ Teilweise findet man diese Spezialisten in den HI-Ambulanzen,
deren Aufgabe es ist, das Befinden und die Therapie des Patienten halbjährlich bis jährlich zu überwachen, die eingebauten Geräte zu überprüfen und den aktuellen klinischen Zustand des Patienten zu evaluieren (Abb. 9.2).

■ Eine stationäre Aufnahme im Spital sollte nur bei einer ambulant nicht mehr beherrschbaren Verschlechterung bzw. bei speziellen intravenösen therapeutischen Maßnahmen (Levosimendan-Therapie) ins Auge gefasst werden (Abb. 9.2).
Was haben wir eigentlich mit den therapeutischen Maßnahmen bzw. mit dem Aufbau eines solchen oder ähnlichen

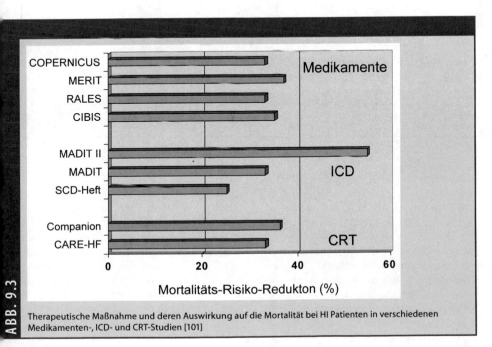

ABB. 9.3

Therapeutische Maßnahme und deren Auswirkung auf die Mortalität bei HI Patienten in verschiedenen Medikamenten-, ICD- und CRT-Studien [101]

ABB. 9.4

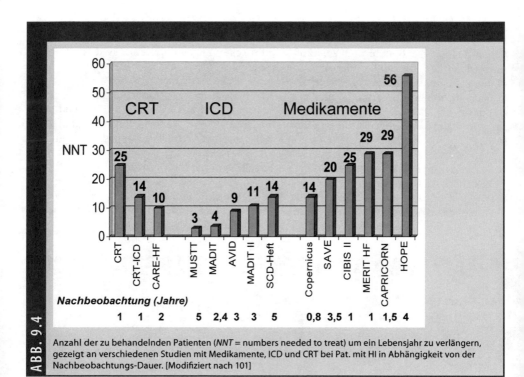

Anzahl der zu behandelnden Patienten (*NNT* = numbers needed to treat) um ein Lebensjahr zu verlängern, gezeigt an verschiedenen Studien mit Medikamente, ICD und CRT bei Pat. mit HI in Abhängigkeit von der Nachbeobachtungs-Dauer. [Modifiziert nach 101]

Netzwerkes zur Betreuung von HI Patienten erreicht?

Betrug die 5-Jahres-Mortalität bei HI-Patienten zwischen 1975–1984 noch 88%, so nahm sie in den 90er Jahre auf 25–38% ab, wobei dieses Ergebnis nicht konstant ist: Eine rezente Studie einer HI-Population fand eine 5-Jahres-Mortalität von 78%, wobei das durchschnittliche Alter dieser Patienten mit 76 Jahren um rund 10 Jahre über dem der meisten Therapie-Studien lag [102]. Somit liegen Beweise, dass unser

therapeutisches Handeln auch zu einer signifikanten Reduktion des beträchtlich erhöhten Mortalitätsrisikos von HI-Patienten führt, konklusiv noch nicht vor.

Aus diesen erwähnten Untersuchungen zeigt sich jedoch ein studienabhängig unterschiedliches Ausmaß der Mortalitätsreduktion im Vergleich zu einem konventionell behandelten Patientenkollektiv, das in seinem Ausmaß von den gesetzten therapeutischen Maßnahmen abhängig ist (Abb. 9.3): Ob medikamentöse neurohor-

9. Der mündige herzinsuffiziente Patient

monale Therapie, ob Implantation eines ICD oder eine CRT, die Ereignisrate (Mortalität, Rehospitalisierung etc.) wird durch diese Therapien um rund 30% reduziert [103].

Die Anzahl aller zu behandelnden Patienten, um einem Patienten das Leben um ein Jahr zu verlängern (NNT = number needed to treat), schwankt überaus und reicht von 3–4 Patienten in den ICD-Studien bis zu 29, ja sogar 56 Patienten bei neurohormonaler Therapie (Abb. 9.4) [103]. Auch hier scheint die Geräte-Therapie mit CRT und ICD gegenüber der medikamentösen Therapie besser abzuschneiden.

Trotz kritischer Betrachtungen und daher nicht gerade euphorischer Ergebnisse unserer verschiedenen therapeutischen Maßnahmen bei unseren Hochrisiko-Patienten mit einer HI darf angenommen werden, dass diese Therapiestrategien, wenn schon nicht zu einer in größeren Populationen objektivierbaren Mortalitätsverringerung, trotzdem ein wesentlicher Beitrag zur weiteren Zunahme unserer Lebenserwartung bei Verbesserung der Lebensqualität darstellen.

Das „vom Wasser erdrückt werden" der Nachkriegszeit ist Jahren von akzeptabler Lebensqualität des einzelnen HI-Patienten gewichen!

10. Literatur

[1] Zipes DP, Camm AJ, Borggrefe M, Buxton AE, Chait B, Fromer M, et al (2006) ACC/AHA/ESC 2006 guidelines for management of patients with ventricular arrhythmias and the prevention of sudden cardiac death-executive summary. A report of the American College of Cardiology/American Heart Association Task Force and the European Society of Cardiology Committee for Practice Guidelines. Developed in collaboration with the European Heart Rhythm Association and the Heart Rhythm Society. Eur Heart J 27: 2099–2140

[2] The Task Force for the Diagnosis and Treatment of Chronic Heart Failure of the European Society of Cardiology. Swedberg K, Cleland J, Dargie H, Drexler H, Follath F, Komajda F, Tavazzi L, Smiseth OA, ESC Committee for Practice Guidelines (CPG), Priori S (Chairperson) (2005) Guidelines for the diagnosis and treatment of chronic heart failure: executive summary (update 2005). Eur Heart J 26: 1115–1140

[3] Nieminen MS, Böhm M, Cowie MR, Drexler H, Filippatos GS, Jondeau G, Hasin Y, Lopez-Sendon J, Mebazaa A, Metra M, Rhodes A, Swedberg K, ESC Committee for Practice Guidelines (CPG), Priori SG, Blanc J-J, Budaj A, Cowie MR, Dean V, Deckers J, Burgos EF, Lekakis J, Lindahl B, Mazzotta G, Morais J, Oto A, Smiseth OA, Alonso Garcia MA, (2005) Executive summary of the guide-lines on the diagnosis and treatment of acute heart failure. The Task Force on Acute Heart Failure of the European Society of Cardiology Endorsed by the European Society of Intensive Care Medicine (ESICM). Eur Heart J 26: 384–416

[4] Cowie MR, Mosterd A, Wood DA, Deckers JW, Poole-Wilson PA, Sutton GC, Grobbee DE (1997) The epidemiology of heart failure. Eur Heart J 18: 208–225

[5] Grimm G, Pacher R, Weber H (2006) Consensus Herzinsuffizienz – State of the Art 2006. Österr Ärztezeitung [Suppl]: 3–15

[6] Stewart S, MacIntyre K, Hole DJ, Capewell S, McMurray JJ (2001) More 'malignant' than cancer? Five-year survival following a first admission for heart failure. Eur J Heart Failure 3: 315–322

[7] Hunt SA, Antman EM, et al (2005) ACC/AHA 2005 Guideline Update for the Diagnosis and Management of Chronic Heart Failure in the Adult. A Report of the American College of Cardiology/American Heart Association Task Force on Practice Guidelines (Writing Committee to Update the 2001 Guidelines for the Evaluation and Management of Heart Failure). J Am Coll Cardiol 46: 1116–1143

[8] Bursi F, Weston SA, Redfield MM, Jacobsen SJ, et al (2006) Systolic and diastolic heart failure in the community. JAMA 296: 2209–2216

[9] Vasan RS, Levy D (1996) The role of hypertension in the pathogenesis of

10. Literatur

heart failure. A clinical mechanistic overview. Framingham Heart Study, Mass, USA. Arch Intern Med 156: 1789–1796

[10] Kjekshus J (1990) Arrhythmias and mortality in congestive heart failure. Am J Cardiol 65: 42I–48I

[11] Hoppe UC, Böhm M, Dietz R, Hanrath P, Kroemer HK, Osterspey A, Schmaltz AA, Erdmann E (2005) Leitlinien zur Therapie der chronischen Herzinsuffizienz. Z Kardiol 94: 488–509

[12] Binkley PF, Lesinski A, Pohorence Ferguson J, Hatton PS, Yamokoski L, Hardikar S, Cooke GE, Leier CV (2008) Recovery of normal ventricular function in patients with diated cardiomyopathy: predictors of an increasingly prevalent clinical event. Am Heart J 155: 69–74

[13] Opie LH (2004) Heart physiology, from cell to circulation, 4th edn. Lippincott Williams and Wilkins Comp, pp 506–507

[14] Hildebrandt P (2006) Systolic and nonsystolic heart failure – equally serious threats. JAMA 296: 2259–2260

[15] Manning HL, Schwartzstein RM (1995) Pathophysiology of dyspnea. N Engl J Med 333: 1547

[16] Redfield MM, Jacobsen SL, Burnett JC Jr, Mahoney BW, Bailey KR, Rodeheffer RJ (2003) Burden of systolic and diastolic ventricular dysfunction in the community: appreciating the scope of the heart failure epidemic. JAMA 289: 194–202

[17] Badgett RG, Lucey CR, Mulrow CD (1997) Can the clinical examination diagnose left-sided heart failure in adults? JAMA 277: 1712–1719

[18] Marcus GM, Gerber IL, McKeown BH, Vessey JC, Jordan MV, Huddleston M, McCulloch CE, Foster E, Chatterjee K, Michaels AD (2005) Association between phonocardiographic third and fourth heart sounds and objective measures of left ventricular function. JAMA 293: 2238–2244

[19] Moe GW (2006) B-type natriuretic peptide in heart failure. Curr Opin Cardiol 21: 208–214

[20] Maisel AS, Krishnaswamy P, Nowak RM, McCord J, Hollander JE, Duc P, Omland T, Storrow AB, Abraham WT, Wu AHB, Clopton P, Steg PG, Westheim A, Wold Knudsen C, Perez A, Kazanegra R, Herrmann HC, McCullough PA, for the Breathing Not Properly Multinational Study Investigators (2002) Rapid measurement of b-type natriuretic peptide in the emergency diagnosis of heart failure. N Engl J Med 347: 161–167

[21] Mueller C, Scholer A, Laule-Kilian K, Martina B, Schindler C, Buser P, Pfisterer M, Perruchoud AP (2004) Use of B-type natriuretic peptide in the evaluation and management of acute dyspnea. N Engl J Med 350: 647–654

[22] Logeart D, Thabut G, Jourdain P, Chavelas C, Beyne P, Beauvais F, Bouvier E, Cohen Solal A (2004) Predischarge B-type natriuretic peptide

assay for identifying patients at high risk of re-admission after decompensated heart failure. J Am Coll Cardiol 43: 635–641

[23] Wu AH (2006) Serial testing of B-type natriuretic peptide and NT-proBNP for monitoring therapy of heart failure: the role of biologic variation in the interpretation of results. Am Heart J 152: 828–834

[24] Schou M, Gustafsson F, Nielsen PH, Madsen LH, Kjaer A, Hildebrandt PR (2007) Unexplained week-to-week variation in BNP and NT-proBNP is low in chronic heart failure patients during steady state. Eur J Heart Failure 9: 68–74

[25] Zannad F, Huvelle E, Dickstein K, van Veldhuisen DJ, Stellbrink C, Kober L, Cazeau S, Ritter P, Maggioni AP, Ferrari R, Lechat P (2007) Left bundle branch block as a risk factor for progression to heart failure. Eur J Heart Failure 9: 7–14

[26] Kashani A, Barold SS (2005) Significance of QRS complex duration in patients with heart failure. J Am Coll Cardiol 46: 2183–2192

[27] McMurray JJ, Stewart S (2000) Epidemiology, aetiology and prognosis of heart failure. Heart 83: 596–602

[28] Fuster C, Rydén LE, Asinger RW, Cannom DS, Crijns HJ (2006) ACC/AHA/ESC Guidelines 2006 for the managmenet of patients with atrial fibrillation – Executive summary. Eur Heart J 27: 1979–2030

[29] Abhayaratna WP, Seward JB, Appleton CP, Douglas PS, Oh JK, Tajik AJ, Tsang TS (2006) Left atrial size: physiologic determinants and clinical applications. J Am Coll Cardiol 47(12): 2357–2363

[30] Effect of metoprolol CR/XL in chronic heart failure: Metoprolol CR/XL Randomised Intervention Trial in Congestive Heart Failure (MERIT-HF) (1999) Lancet 353: 2001–2007

[31] Kadish A, Dyer A, Daubert JP, Quigg R, Estes NAM, Anderson KP, Calkins H, Hoch D, Goldberger J, Shalaby A, Sanders WE, Schaechter A, Levine JH, for the Defibrillators in Non-Ischemic Cardiomyopathy Treatment Evaluation (DEFINITE) Investigators (2004) Prophylactic defibrillator implantation in patients with nonischemic dilated cardiomyopathy. N Engl J Med 350: 2151–2158

[32] Opie LH (2004) Heart physiology, from cell to circulation, 4th edn. Lippincott Williams and Wilkins, p 463

[33] Task Force of the European Society of Cardiology, in Collaboration with the Association of European Paediatric Cardiologists (1998) The clinical role of magnetic resonance in cardiovascular disease. Eur Heart J 19: 19–39

[34] Guyatt GH, Sullivan MJ, Thompson PJ, Fallen EL, Pugsley SO, Taylor DW, Berman LB (1985) The 6–minute walk: a new measure of exercise capacity in patients with chronic heart failure. CMAJ 132: 919–923

[35] Kervio G, Ville NS, Leclercq C, Daubert JC, Carre F (2005) Use of the six-minute walk test in cardiology. Arch Mal Coeur Vaiss 98: 1219–1224

[36] Gaul GB (1999) Quality of life – Therapieziel oder Schlagwort? J Kardiol 6: 617–621

[37] Jessup M, Brozena S (2003) Heart failure. N Engl J Med 348: 2007–2018

[38] Friedrich EB, Böhm M (2007) Management of end stage heart failure. Heart 93: 626–631

[39] The Task Force on ACE-Inhibitors of the European Society of Cardiology. Lopez-Sendon J, Karl Swedberg K, McMurray J, Tamargo J, Maggioni AP, Dargie H, Tendera M, Waagstein F, Kjekshus J, Lechat P, Torp-Pedersen C, Priori SG, Alonso Garcia MA (2004) Expert consensus document on Angiotensin converting enzyme inhibitors in cardiovascular disease. Eur Heart J 25: 1454–1370

[40] The Task Force on Beta-Blockers of the European Society of Cardiology. Lopez-Sendon J, Karl Swedberg K, McMurray J, Tamargo J, Maggioni AP, Dargie H, Tendera M, Waagstein F, Kjekshus J, Lechat P, Torp-Pedersen C, Priori SG, AlonsoGarcia MA (2004) Expert consensus document on b-adrenergic receptor blockers. Eur Heart J 25: 1341–1362

[41] Mielniczuk L, Warner Stevenson L (2005) Angiotensin-converting enzyme inhibitors and angiotensin II type I receptor blockers in the management of congestive heart failure patients: what have we learned from recent clinical trials? Curr Opin Cardiol 20: 250–255

[42] Lewis EF, Lamas GA, O'Meara E, Granger CB, et al; for the CHARM Investigators (2007) Characterisation of health-related quality of life in heart failure patients with preserved versus low ejection fraction in CHARM. Eur J Heart Fail 9: 83–91

[43] Sirak TE, Jelic S, Le Jemtel TH (2004) Therapeutic update: Non-selective beta- and alpha-adrenergic blockade in heart failure patients with coexistent chronic obstructive pulmonary disease and chronic heart failure. J Am Coll Cardiol 44: 497–502

[44] Yan AT, Yan RT, Liu PP (2005) Narrative review: pharmacotherapy for chronic heart failure: evidence from recent clinical trials. Ann Intern Med 142: 132–145

[45] Opie LH (2004) Heart physiology, from cell to circulation, 4th edn. Lippincott Williams and Wilkins, p 504

[46] Sica DA (2006) Sodium and water retention in heart failure and diuretic therapy: basic mechanisms. Clev Clin J Med 73 [Suppl 2]: S2–S7

[47] Swedberg K, Andersson B, Leclercq C, Turina M (2006) Management of chronic heart failure. In: Camm AJ, Lüscher TF, Serruys PW (eds) The ESC textbook of cardiovascular medicine. Blackwell Publishing, pp 721ff

[48] Adrogue HJ (2000) Hyponatremia. N Engl J Med 342: 1581–1589

[49] Lüderitz B (1993) Geschichte der Herzrhythmusstörungen. Springer, ISBN 3540562087, S 119ff

[50] The Digitalis Investigation Group (1997) The effect of digoxin on mortality and morbidity in patients with heart failure. N Engl J Med 336: 525–533

[51] deGoma EM, Vagelos RH, Fowler MB, Ashley EA (2006) Emerging therapies for the management of decompensated heart failure. From Bench to Bedside. J Am Coll Cardiol 48: 2397–2409

[52] Rossi J, Bayram M, Udelson JE, Lloyd-Jones D, Adams KF, Oconnor CM, Stough WG, Ouyang J, Shin DD, Orlandi C, Gheorghiade M (2007) Improvement in hyponatremia during hospitalization for worsening heart failure is associated with improved outcomes: insights from the Acute and Chronic Therapeutic Impact of a Vasopressin Antagonist in Chronic Heart Failure (ACTIV in CHF) trial. Acute Card Care 9(2): 82–6

[53] Bardy GH, Lee KL, Mark DB, Poole JE, Packer DL, Boineau R, Domanski M, Troutman C, Anderson J, Johnson G, McNulty SE, Clapp-Channing N, Davidson-Ray LD, Fraulo ES, Fishbein DP, Luceri RH; Ip JH for the Sudden Cardiac Death in Heart Failure Trial (SCD-HeFT) Investigators (2005) Amiodarone or an implantable cardioverter–defibrillator for congestive heart failure. N Engl J Med 352: 225–237

[54] Steger Ch, Pratter A, Martinek-Bregel M, Avanzini M, Valentin A, Slany J, Stöllberger C (2004) Stroke patients with atrial fibrillation have a worse prognosis than patients without: data from the Austrian Stroke registry. Eur Heart J 25: 1734–1740

[55] Crijns HJGM, Tjeerdsma G, de Kam PJ, Boomsma F, van Gelder IC, van den Berg MP, van Veldhuisen DJ (2000) Prognostic value of the presence and development of atrial fibrillation in patients with advanced chronic heart failure. Eur Heart J 21: 1238–1245

[56] Gage BF, van Walraven C, Pearce L (2004) Selecting patients with atrial fibrillation for anticoagulation: stroke risk stratification in patients taking aspirin. Circulation 110: 2287–2292

[57] Hart RG, Benavente O, McBride R, Pearce LA (1999) Antithrombotic therapy to prevent stroke in patients with atrial fibrillation: a meta-analysis. Ann Intern Med 131: 492–501

[58] Nguyen MC, Lim YL, Walton A, Lefkovits J, Agnelli G, Goodman SG, Budaj A, Gulba DC, Allegrone J, Brieger D for the GRACE Investigators (2007) Combining warfarin and antiplatelet therapy after coronary stenting in the Global Registry of Acute Coronary Events: is it safe and effective to use just one antiplatelet agent? Eur Heart J 28: 1717–1722

[59] The Atrial Fibrillation Follow up Investigation of Rhythm Management (AFFIRM) Investigators (2002) A comparison of rate control and rhythm control in patients with atrial fibrillation. N Engl J Med 347: 1825–1833

[60] Lip GYH, Tello-Montoliu A (2006) Management of atrial fibrillation Heart 92: 1177–1182

[61] Gall NO, Murgatroyd FD (2007) Electrical cardioversion for AF – the state of the art. PACE 30: 554–567

[62] Deakin CD, Nolan JP (2005) European Resuscitation Council Guidelines for Resuscitation 2005 Section 3. Electrical therapies: Automated external defibrillators, defibrillation, cardioversion and pacing. Resuscitation 67S1: S25–S37

[63] Zipes DP, Camm AJ, Borggrefe M, Buxton AE, Chait B, Fromer M, et al (2006) ACC/AHA/ESC 2006 guidelines for management of patients with ventricular arrhythmias and the prevention of sudden cardiac death. A report of the American College of Cardiology/American Heart AssociationTask Force and the European Society of Cardiology Committee for Practice Guidelines. Developed in collaboration with the European Heart Rhythm Association and the Heart Rhythm Society. Europace 8: 746–837

[64] Greenberg H, Case RB, Moss AJ, Brown MW, Carroll ER, Andrews ML for the MADIT-II Investigators (2004) Analysis of mortality events in the Multicenter Automatic Defibrillator Implantation Trial (MADIT-II). J Am Coll Cardiol 43: 1459–1465

[65] Forrester JS, Diamond GA, Swan HJ (1977) Correlative classification of clinical and hemodynamic function after acute myocardial infarction. Am J Cardiol 39: 37–145

[66] Yuksel Cavusoglu (2007) The use of levosimendan in comparison and in combination with dobutamine in the treatment of decompensated heart failure. Expert Opin Pharmacother 8: 665–677

[67] Goldberg LR, Jessup M (2006) Stage B heart failure: management of asymptomatic left ventricular systolic dysfunction. Circulation 113: 2851–2860

[68] Wang TJ, Evans JC, Benjamin EJ, Levy D, LeRoy EC, Vasan RS (2003) Natural history of asymptomatic left ventricular systolic dysfunction in the community. Circulation 108: 977–982

[69] Cleland JGF, Swedberg K, Follath F, Komajda M, Cohen-Solal A, Aguilar JC, Dietz R, Gavazzi A, Hobbs R, Korewicki J, Madeira HC, Moiseyev VS, Preda I, van Gilst WH, Widimsky J, for the Study Group on Diagnosis of the Working Group on Heart Failure of the European Society of Cardiology, Freemantle N, Eastaugh J, Mason J (2003) The EuroHeart Failure survey programme – a survey on the quality of care among patients with heart failure in Eu-

rope. Part 1: Patient characteristics and diagnosis. Eur Heart J 24: 442–463

[70] Singh SN, Carson PE, Fisher SG (1997) Nonsustained ventricular tachycardia in severe heart failure. Circulation 96: 3794–3795

[71] Lane RE, Cowie MR, Chow AWC (2005) Prediction and prevention of sudden cardiac death in heart failure. Heart 91: 674–680

[72] Priori SG, Aliot E, Blømstrom-Lundqvist C, Bossaert L, Breithardt G, Brugada P, Camm JA, Cappato R, Cobbe SM, Di Mario C, Maron BJ, McKenna WJ, Pedersen AK, Ravens U, Schwartz PJ, Trusz-Gluza M, Vardas P, Wellens HJJ, Zipes DP (2001) Task Force on Sudden Cardiac Death of the European Society of Cardiology. Eur Heart J 22: 1374–1450

[73] Gregoratos G, Abrams J, Epstein AE, Freedman RA, Hayes DL, Hlatky MA, Kerber RE, Naccarelli GV, Schoenfeld MH, Silka MJ, Winters SL (2002) ACC/AHA/NASPE 2002 Guideline Update for Implantation of Cardiac Pacemakers and Antiarrhythmia Devices: Summary Article. A Report of the American College of Cardiology/American Heart Association Task Force on Practice Guidelines (ACC/AHA/NASPE Committee to Update the 1998 Pacemaker Guidelines) Circulation 106: 2145–2161

[74] Lemke B, Nowak B, Pfeiffer D (2005) Leitlinien zur Herzschrittmachertherapie. Z Kardiol 94: 704–720

[75] Hochleitner M, Hörtnagl H, Ng CK, Hörtnagl H, Gschnitzer F, Zechmann W (1990) Usefulness of physiologic dual-chamber pacing in drug-resistant idiopathic dilated cardiomyopathy. Am J Cardiol 66: 198–202

[76] Zweng A, Gulesserian M, Gregor D, Weber H (2006) Schrittmachertherapie bei Vorhofflimmern. J Kardiol 13: 15–20

[77] Jung W, Andresen D, Block M, Böcker D, Hohnloser SH, Kuck KH, Sperzel J (2006) Leitlinien zur Implantation von Defibrillatoren. Clin Res Cardiol 95: 696–708

[78] Cheuk-Man Yu, Chau E, Sanderson JE, Katherine Fan K, Man-Oi Tang, Wing-Hong Fung, Hong Lin, Shun-Ling Kong, Yui-Ming Lam, Hill MRS, Chu-Pak Lau (2002) Tissue doppler echocardiographic evidence of reverse remodeling and improved synchronicity by simultaneously delaying regional contraction after biventricular pacing therapy in heart failure. Circulation 105: 438–445

[79] Vollmann V, Nägele H, Schauerte P, Wiegand U, Butter C, Zanotto G, Quesada A, Guthmann A, Hill MRS, Lamp B; for the European InSync Sentry Observational Study Investigators (2007) Clinical utility of intrathoracic impedance monitoring to alert patients with an implanted device of deteriorating chronic heart failure Eur Heart J 28: 1835–1840

[80] Badhwar V, Bolling SF (2003) Nontransplant surgical options for heart failure in cardiac surgery in the adult.

10. Literatur

In: Edmunds LH, Cohn LH (eds) Mc-Graw-Hill Professional, ISBN: 0071391290, pp 1515–1526

[81] Gheorghiade M, Sopko G, De Luca L, Velazquez EJ, Parker JD, Binkley PF, Sadowski Z, Golba KS, Prior DL, Rouleau JL, Bonow RO (2006) Navigating the crossroads of coronary artery disease and heart failure. Circulation 114: 1202–1213

[82] Kron IL, Green GR, Cope JT (2002) Surgical relocation of the posterior papillary muscle in chronic ischemic mitral regurgitation. Ann Thorac Surg 74: 600–601

[83] Buckberg GD and the RESTORE Group (2006) Form versus disease: optimizing geometry during ventricular restoration. Eur J Cardiothorac Surg 29: S238–244

[84] Di Donato M, Toso A, Dor V, Sabatier M, Barletta G, Menicanti L, Fantini F and the RESTORE Group (2004) Surgical ventricular restoration improves mechanical intraventricular dyssynchrony in ischemic cardiomyopathy. Circulation 109: 2536–2543

[85] Stevenson LW, Rose EA, (2003) Left ventricular assist devices: bridges to transplantation, recovery, and destination for whom? Circulation 108: 3059–3063

[86] Maybaum S, Mancini D, Xydas S, Starling RC, Aaronson K, Pagani FD, Miller LW, Margulies K, McRee S, Frazier OH, Torre-Amione G, The LVAD Working Group Cardiac Improvement During Mechanical Circulatory Support (2007) A prospective multicenter study of the LVAD Working Group. Circulation 115: 2497–2505

[87] Rose EA, Gelijns AC, Moskowitz AJ, Heitjan DF, Stevenson LW, Dembitsky W, Long JW, Ascheim DD, Tierney AR, Levitan RG, Watson JT, Ronan NS, Shapiro PA, Lazar RM, Miller LW, Gupta L, Howard Frazier O, Desvigne-Nickens P, Oz MC, Poirier VL, Paul Meier P for the Randomized Evaluation of Mechanical Assistance for the Treatment of Congestive Heart Failure (2001) Long-term use of a left ventricular assist device for end-stage heart failure (REMATCH) Study Group. N Engl J Med 345: 1435–1443

[88] Recommendations of the National Heart, Lung, Blood Institute Working Group on Future Directions in Cardiac Surgery (2005) Circulation 111: 3007–3013

[89] Buckberg GD (2003) Congestive heart failure: Treat the disease, not the symptom – return to normalcy. J Thorac Cardiovasc Surg 125: S41–S49

[90] Working Group on Cardiac Rehabilitation & Exercise Physiology and Working Group on Heart Failure of the European Society of Cardiology (2001) Recommendations for exercise testing in chronic heart failure patients. Eur Heart J 22: 37–45

[91] Haykowsky MJ, Yuanyuan Y, David Pechter D, Lee W, Jones LW, McAlister FA, Clark AM (2007) A meta-analysis of the effect of exercise training on left ventricular remod-

eling in heart failure patients. J Am Coll Cardiol 49: 2329–2336

[92] Piepoli MF (2004) Exercise training meta-analysis of trials in patients with chronic heart failure (ExTra-MATCH). BMJ 328: 189–194

[93] Rubin SA (2007) Exercise training in heart failure: contradictory or conventional? J Am Coll Cardiol 49: 2337–2340

[94] Rutledge T, Reis VA, Linke SE, Greenberg BH, Mills PJ (2006) Depression in heart failure: a meta-analytic review of prevalence, intervention effects, and associations with clinical outcomes. J Am Coll Cardiol 48: 1527–1537

[95] Pasic J, Levy WC, Sullivan MD (2003) Cytokines in depression and heart failure. Psychosom Med 65: 181–193

[96] Herrmann-Lingen Ch, Binder L, Klinge M, Sander J, Schenker W, Beyermann B, von Lewinski D, Pieske B (2003) High plasma levels of N-terminal pro-atrial natriuretic peptide associated with low anxiety in severe heart failure. Psychosom Med 65: 517–522

[97] Grippo AJ, Francis J, Weiss RM, Felder RB, Johnson AK (2003) Cytokine mediation of experimental heart failure-induced anhedonia. Am J Physiol Regul Integr Comp Physiol 284: R666–R673

[98] Scherer M, Himmel W, Stanske B, Scherer F, Koschack J, Kochen MM, Herrmann-Lingen C (2007) Psychological distress in primary care patients with heart failure: A longitudinal study. Br J Gen Pract 57: 801–807

[99] Jünger J, Schellberg D, Müller-Tasch T, Raupp G, Zugck C, Haunstetter A, Zipfel S, Herzog W, Haass M (2005) Depression increasingly predicts mortality in the course of congestive heart failure. Eur J Heart Failure 7: 261–267

[100] Bunzel B, Laederach-Hofmann K, Grimm M (2002) Überleben, klinische Daten und Lebensqualität 10 Jahre nach Herztransplantation: Eine prospektive Studie. Z Kardiol 91: 319–327

[101] Inglis SC, Pearson S, Treen S, Gallasch T, Horowitz JD, Stewart S (2006) Extending the horizon in chronic heart failure: effects of multidisciplinary, home-based intervention relative to usual care. Circulation 114: 2466–2473

[102] Goldberg RJ, Ciampa J, Lessard D, Meyer TE, Spencer FA (2007) Long-term survival after heart failure: a contemporary population-based perspective. Arch Intern Med 12: 490–496

[103] Hayes DL, Abraham WT (2006) Clinical trials – an overview. In: Yu CM, Hayes DL, Auriccio A (eds) Cardiac resynchronisation therapy. Blackwell-Futura Verlag, ISBN-13 978140 5142823, pp 239–256

11. Sachverzeichnis

11. Sachverzeichnis

11. Sachverzeichnis

11. Sachverzeichnis

11. Sachverzeichnis

SpringerMedizin

Sabine Fisch

Medizinstudium – Ius Practicandi – was nun?

Facharztausbildung in Österreich

2008. XII, 221 Seiten.
Broschiert **EUR 24,95**, sFr 41,–
ISBN 978-3-211-69776-4
Edition Ärztewoche

Das Medizinstudium ist erfolgreich abgeschlossen. Die erste große Hürde mit der Promotion genommen. Ab nun stellt sich meist die Frage: Wohin soll die medizinische Laufbahn führen? Dieser Leitfaden wird Ihnen in dieser schwierigen Entscheidung ein wertvoller Begleiter sein. Eine erfahrene Medizinjournalistin portraitiert alle Facharztrichtungen der Ausbildungsordnung der Österreichischen Ärztekammer. Diese reichen vom Anästhesisten über den Chirurgen und Internisten bis hin zum Pharmakologen und Zahnmediziner. Außerdem stellt sie Ihnen die Additivfächer zu den einzelnen Sonderfächern vor und informiert Sie über die neue Ausbildung zum Allgemeinmediziner und Zahnmediziner. Folgende Fragen werden dabei kompakt und übersichtlich beantwortet. Wie gestaltet sich die Ausbildung? Welche Fähigkeiten sind in welchem Fach gefragt? Welche persönlichen Eigenschaften muss ein promovierter Mediziner/eine promovierte Medizinerin für die einzelnen Fächer mitbringen? Und: an welches Fach haben Sie bisher noch nie gedacht?

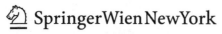

Springer Wien New York

P.O. Box 89, Sachsenplatz 4–6, 1201 Wien, Österreich, Fax +43.1.330 24 26, books@springer.at, **springer.at**
Haberstraße 7, 69126 Heidelberg, Deutschland, Fax +49.6221.345-4229, SDC-bookorder@springer.com, springer.com
P.O. Box 2485, Secaucus, NJ 07096-2485, USA, Fax +1.201.348-4505, service@springer-ny.com, springer.com
Preisänderungen und Irrtümer vorbehalten.

SpringerMedizin

Viktoria Hausegger

Erfolgreiches Marketing für die Arztpraxis

Verständlich - zielgerichtet - leicht umsetzbar

2007. X, 154 S. 12 Abb.
Brosch., EUR € (D) 24.95, sFr 41.00
ISBN-13 978-3-211-69774-0
Edition Ärztewoche,

Damit Sie im Praxisalltag die Zufriedenheit und die Bindung zu ihren Patienten verbessern, gewinnt Dienstleistungsmarketing zunehmend an Bedeutung. Professionelles Marketing für Ärzte ist dabei viel mehr als Werbung und Promotion und hat nichts mit „marktschreierischem Auftreten' zu tun. In diesem Buch erfahren Sie prägnant und übersichtlich das erforderliche Know-how für einen gelungenen Marketingprozess. Dem Leser wird rasch klar, warum das weit verbreitete Gerücht „Marketing für die Arztpraxis sei nicht erlaubt', nicht stimmen kann. Anhand von Praxis- und Fallbeispielen aus dem Beratungsalltag wird schnell verständlich, wie Praxismarketing funktioniert, welche Denkweisen und Instrumente notwendig sind, um sich im Wettbewerb künftig erfolgreich zu behaupten. Praxisnahe Tipps und übersichtliche Checklisten unterstützen Sie, Marketing erfolgreich in Ihren Arbeitsprozess zu integrieren und es somit zu einem selbstverständlichen Bestandteil Ihres beruflichen Alltages zu machen.

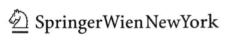 **Springer**Wien NewYork

P.O. Box 89, Sachsenplatz 4–6, 1201 Wien, Österreich, Fax +43.1.330 24 26, books@springer.at, **springer.at**
Haberstraße 7, 69126 Heidelberg, Deutschland, Fax +49.6221.345-4229, SDC-bookorder@springer.com, springer.com
P.O. Box 2485, Secaucus, NJ 07096-2485, USA, Fax +1.201.348-4505, service@springer-ny.com, springer.com
Preisänderungen und Irrtümer vorbehalten.

SpringerMedizin

Christoph Reisner, Michael Dihlmann

[Wahl]Arzt in Österreich

Überlebensstrategien im Gesundheitssystem von morgen

2006. X, 174 Seiten. 12 Abbildungen.
Broschiert **EUR 29,90**, sFr 49,–
ISBN 978-3-211-33619-9
Edition Ärztewoche

Das Gesundheitswesen befindet sich im Umbruch. Steigende Ansprüche der Patienten stehen restriktiver Ausgabebereitschaft der öffentlichen medizinischen Versorgung gegenüber. Kurzfristige budgetorientierte „Gesundheitspolitik" macht vernünftige Reformen zum Wohle Aller beinahe unmöglich. Der Mut zu notwendigen, tiefgreifenden Veränderungen fehlt sowohl der Politik wie auch den Sozialversicherungsträgern und den Ärztekammern. Die Folge sind unzufriedene Patienten und überforderte Ärzte. Die „Zweiklassenmedizin" hat sich bereits etabliert, was die immens steigende Anzahl der Wahlärzte beweist. Die Kassenpraxis als „geschützte Werkstätte" ist passé, Patienten sind zunehmend bereit, trotz sozialer Absicherung Geld für Gesundheitsdienstleistungen auszugeben. Der niedergelassene Arzt von morgen braucht Strategien, um sich in diesem Umfeld zu behaupten. Die Autoren zeigen auf, wie man auf die Wandlung des Patienten vom Bittsteller zum selbst zahlenden Konsumenten moderner Gesundheitsleistungen reagieren kann.

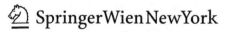

SpringerWien**New**York

P.O. Box 89, Sachsenplatz 4–6, 1201 Wien, Österreich, Fax +43.1.330 24 26, books@springer.at, **springer.at**
Haberstraße 7, 69126 Heidelberg, Deutschland, Fax +49.6221.345-4229, SDC-bookorder@springer.com, springer.com
P.O. Box 2485, Secaucus, NJ 07096-2485, USA, Fax +1.201.348-4505, service@springer-ny.com, springer.com
Preisänderungen und Irrtümer vorbehalten.

Springer und Umwelt

Printed in the United States
By Bookmasters